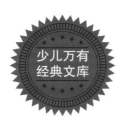

少儿万有
经典文库

BENCAO GANGMU SHAO'ER CAIHUI BAN

本草纲目 少儿彩绘版

王秋玲 著 斯琴图 绘

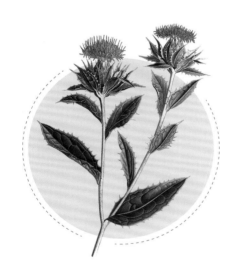

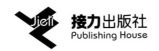

接力出版社
Publishing House

图书在版编目（CIP）数据

本草纲目：少儿彩绘版 / 王秋玲著；斯琴图绘．—南宁：接力出版社，2018.1
（2024.8重印）
（少儿万有经典文库）
ISBN 978-7-5448-5207-4

Ⅰ．①本…　Ⅱ．①王…②斯…　Ⅲ．①《本草纲目》—少儿读物
Ⅳ．①R281.3-49

中国版本图书馆CIP数据核字（2017）第275278号

责任编辑：车　颖　美术编辑：王　雪　封面设计：林奕薇
责任校对：张琦锋　责任监印：刘宝琪
社长：黄　俭　总编辑：白　冰
出版发行：接力出版社　社址：广西南宁市园湖南路9号　邮编：530022
电话：010-65546561（发行部）　传真：010-65545210（发行部）
网址：http://www.jielibj.com　电子邮箱：jieli@jielibook.com
经销：新华书店　印制：河北尚唐印刷包装有限公司
开本：889毫米×1194毫米　1/16　印张：9.5　字数：150千字
版次：2018年1月第1版　印次：2024年8月第12次印刷
印数：69 001—73 000册　定价：88.00元

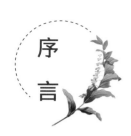

序言

　　中华文化经历了漫长的发展过程，为中华民族的盛世缔造和繁荣发展奠定了深厚的基础。中医药文化是我国传统文化中极具生命力的宝藏。中医药学是中国古代科学的瑰宝，也是打开中华文明宝库的钥匙，我们要推进中医药现代化，推动中医药走向世界，切实把中医药这一祖先留给我们的宝贵财富继承好、发展好、利用好。

　　《本草纲目》是明朝医药学家李时珍耗尽毕生精力完成的巨著，是世界古代文化的重要遗产，对其开展的研究工作至今还在进行中，但对其文化的科普性传播工作还较薄弱。将经典的本草学著作向少年儿童读者进行解读，是一件不容易的工作，王秋玲博士的这一作品将《本草纲目》以生动的形式展示，能够让小读者快速了解其主要内容及价值，是一次大胆的尝试，对于增强青少年的民族自豪感，培养其探索自然奥秘的兴趣有很好的价值。

　　中医药文化的传承与发展任重道远，文化的传承要从少儿抓起，愿有更多的科学家能够将中医药传统文化向少儿读者普及，增强其对传统文化的兴趣，培养出文化的传承人。

中国工程院院士，中国医学科学院药用植物研究所名誉所长

肖培根

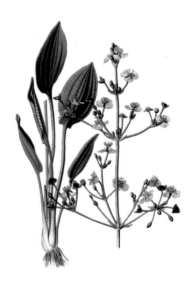

本草纲目

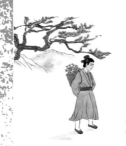

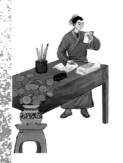

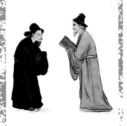

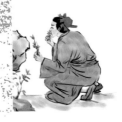

第一章　李时珍生平

第二章　《本草纲目》概况

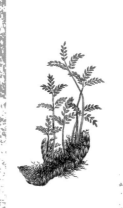

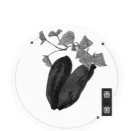

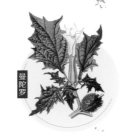

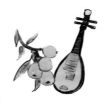

第三章 《本草纲目》里的 精彩内容

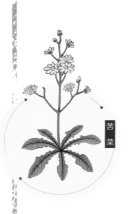

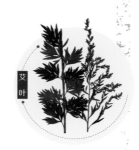

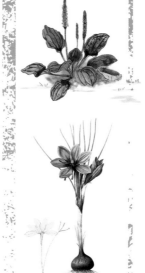

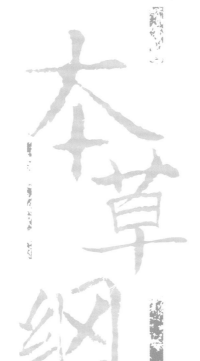

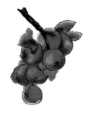
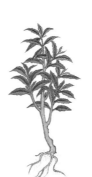
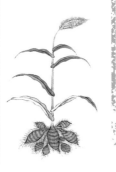
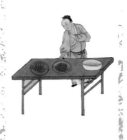

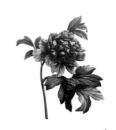

良药一定苦口吗

古人的错误

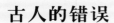

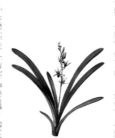

《本草纲目》不仅仅是药物书

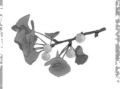

《本草纲目》里的非自然科学

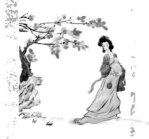

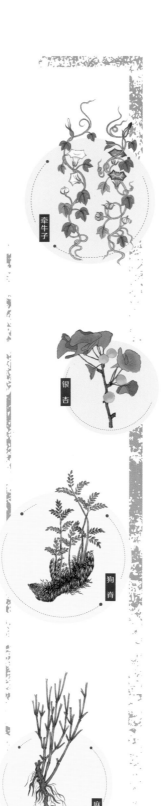

牵牛子

银杏

狗青

麻黄

第四章 《本草纲目》出版以后

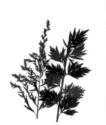

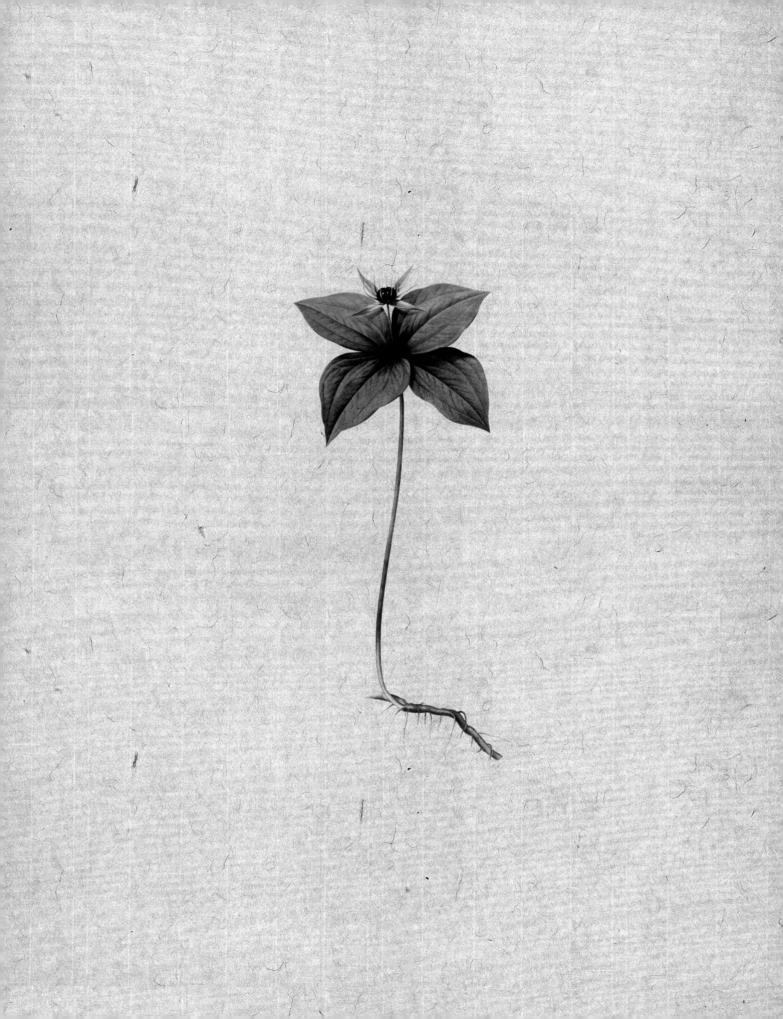

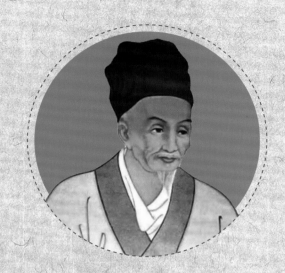

Compendium of
Materia Medica 第一章

本草纲目

李时珍生平

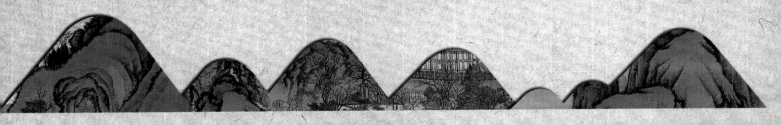

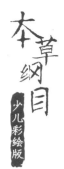

出 身 医 药 世 家

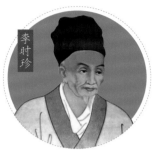
李时珍

大约 500 年前，李时珍出生在蕲州（治今湖北蕲春县）一个医药世家，爷爷是摇着铃铛走街串巷给人看病的医生，爸爸李言闻也是当地小有名气的秀才医生。李时珍出生后，家人给他取名李时珍，寓意他是一个非常宝贵的孩子。

环境是一位好老师

出生在医药世家，李时珍接触最多的是治病救人、采药制药。爸爸在给病人看病时，他在旁边有模有样地学习。爸爸采药时，他是爸爸的"小尾巴"，每当爸爸采到一种李时珍不认识的药，他都要问一句"这是什么药，这种药有什么作用"。爸爸制药时，他也是最忙的一个，一会儿帮爸爸拿药材，一会儿帮爸爸碾药材，还要忙着问东问西。除了去爸爸给病人看病的诊室，李时珍大多数时间都待在自家后院的药草园。对于儿时的李时珍来说，这个药草园里不但有认不过来的药草，还有数不清的小动物，他为了把这些动植物弄清楚，常常把爸爸拉来给他当老师。但是爸爸非常忙，不能常常陪他。为了满足他的好奇心，爸爸给他找了好多医药学的书，让他自己去寻找答案。中医的氛围加上爸爸榜样的力量，引导着李时珍爱上医学，并且走上医学的道路。

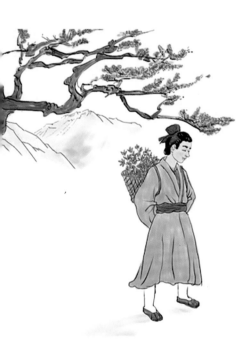

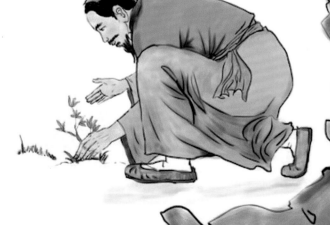

家人的希望

尽管李时珍从小就有做一名医生的好环境，但家人并不希望他当一名医生。在古人的观念里，只有参加科举考试，当官从政才是"正道"，当医生只是走投无路混口饭吃的职业，因此，当李时珍表达出当医生的想法时，遭到了家人特别是爸爸的强烈反对，他认为李时珍可以把医生当成兴趣，但是不能作为工作来做。在爸爸的要求下，李时珍开始刻苦学习八股文，准备参加科举考试。

从满怀希望到希望一次次破灭

经过几年刻苦学习，小小年纪的李时珍已经能够独立完成八股文写作了，在写诗作对联方面更是非常优秀。他14岁的时候，被知府大人看中，送去黄州参加考试，结果一下子就考中了秀才。小小年纪第一次考试就考中秀才，让爸爸看到了希望，他觉得儿子这么聪明，以后肯定能够考上状元。

抱着这样的希望，李爸爸更加严厉地要求李时珍，什么都不让他做，只让他在书房里学习科举考试要求的四书五经等书目。这让满脑子想的都是花草虫鱼的李时珍非常痛苦，但是迫于父亲的压力，他只能不情愿地继续学习、考试。对于没有兴趣的事情，往往是做不好的。果然，李时珍连续参加了三次科举考试，都榜上无名。

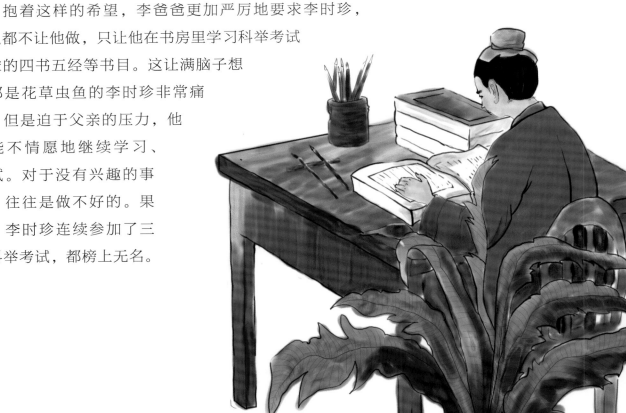

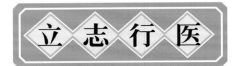

立志行医

科考不顺利，并不能代表一个人的一生就不会有出息，除了做官从政，其他道路一样能取得优异的成就。俗语"行行出状元"说的就是这个道理。三次科考落榜的李时珍做出了重大的决定——立志行医，正因如此，中国历史上多了一位伟大的医药学家。

理想要用知识来支撑

李时珍知道，要想当一名好医生，必须掌握足够的医药知识才行，首先就要通过读书来获得理论知识，再通过反复实践，最终才能变成自己掌握的本领。

从此，李时珍每天早上天还不亮就起来跟着爸爸治病救人，一有时间就读书，每天学习到深夜。这样的生活一晃就是多年，虽然很累，但是他觉得比以前准备科举考试的时候充实快乐多了。李时珍的医术也在不断进步，从开始看爸爸治病，到自己也能独立看病了。

亲身体验

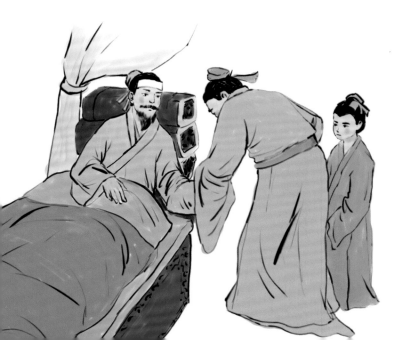

李时珍在《本草纲目》中记录了自己在 20 岁时的一次亲身体验。李时珍因感冒很久而身体发热，咳痰，无法睡眠，吃了很多药都不见好。最后被爸爸用一味黄芩煎汤治好了。这次经历使得李时珍深感"医中之妙"，更加勤奋地钻研医学。

小有成就

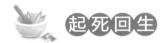 起死回生

据说有一次，发生了一件轰动一时的事情，那就是李时珍可以"起死回生"。

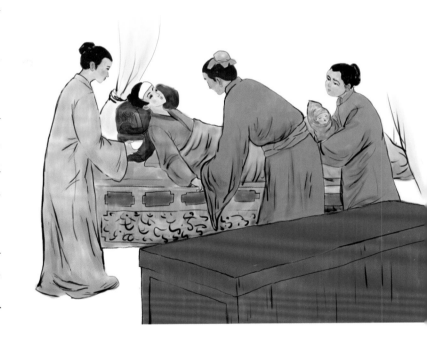

有一天，李时珍正在给病人看病，一队人抬着棺材从他门口经过，棺材里竟然还在往外滴着鲜血。他连忙拦下了队伍，问明死者死因后，判断出棺材里的人并没有死，于是决定开棺救人。原来，棺材里装的是一名因为难产而死的孕妇。李时珍仔细检查后，确定孕妇果然并没有死，只是因为疼痛而昏厥过去，看起来像死了一样。李时珍立刻进行治疗，"死者"真的醒了过来，并且顺利产下一名男婴。

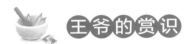 王爷的赏识

李时珍高超的医术传到了富顺王的耳朵里，王爷的孙子得了一种怪病，爱吃灯花（灯芯烧后的灰烬），却不吃正常饭食，眼见生命垂危。请来李时珍后，被诊断为虫癖，就是现在所说的寄生虫病，用了杀虫药后果然治愈了。后来，李时珍又被武昌楚王府请去治愈了楚王儿子的重病，楚王见李时珍医术神奇，聘请他为楚王府的奉祠正。

进入太医院

在武昌楚王府工作的时间里，李时珍一边广读医书，一边实践。他发现好多医书上存在错误，轻则耽误病人治疗，严重的会导致病人死亡，因此，他认为很有必要对这些医书进行重新整理。但是这项工程的工作量实在太大，如果能得到皇上的支持，一定能事半功倍。那么，如何才能见到皇上呢？

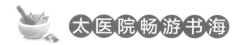

太医院畅游书海

机会来了，一次朝廷招募医生，楚王顺势推荐李时珍到了太医院工作。京城里名医汇集，药材种类更多，对一个医生来说吸引力实在太大了，并且对未来编书也有很大的帮助。于是，李时珍毫不犹豫地就去京城太医院报到了。到太医院以后，李时珍发现太医院果然是个医学宝库，这里不仅有全国最全的医药学书库，还有来自全国各地的好药材，甚至还有用于对照的伪品。李时珍还在这里看到了针灸铜人，为他撰写《奇经八脉考》打下了基础。

李时珍在这里废寝忘食地看医书、做笔记，生怕自己漏了东西没学到。工作之余，他没有忘记自己最初的想法，但由于自己的地位太低，还是不能见到皇上，李时珍就只能请求自己的上司向皇上提出修书一事。

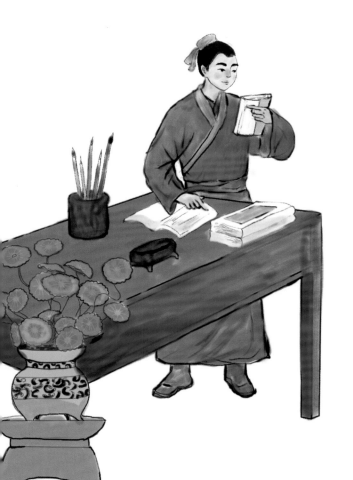

又一个重大决定

　　又过了好长时间，李时珍一直没能等到皇帝的回复，甚至还发现皇帝根本不关心医书上写得对不对，而是整天沉迷于炼丹、追求长生不老。李时珍对朝廷组织编书的希望彻底破灭了，但和科考落榜时一样，他并没有灰心，而是做出了又一个重大的决定——以个人之力完成本草书的编写。

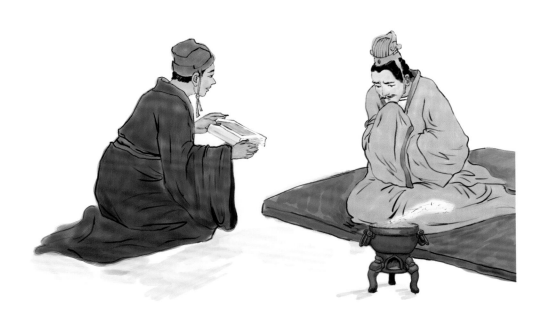

　　当决定自己编书后，李时珍立即投入了行动。为了让自己编的书更加准确、丰富，他在太医院工作之余，几乎把太医院所有的医书典籍都读了个遍，并且每本书他都做了详细的笔记，以便自己后续编书过程中采用。后来，他一边查资料一边编书，但是被同事嘲笑、排挤，有时候故意给他制造麻烦，让他不能安心地编书。为了不再浪费时间，他毅然决然地提出辞职，由于他平时是一个与大家"格格不入"的人，他的上司也没有挽留他，直接批准了他的辞职。

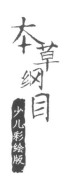

读万卷书不如行万里路

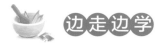

边走边学

　　把书本上的内容变成自己的知识，最好的办法就是实践。辞职后的李时珍决定返回故乡蕲州。在回家的途中，他没有着急赶路，而是沿途"瞎逛"。他每到一个地方都会考察当地的药物，采挖、加工药物，检查书上说的是否正确，并通过与当地人交流，从他们那里学习医书上没有的药方、偏方，大大扩充了自己的知识。

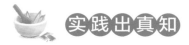

实践出真知

　　李时珍回到老家后，一边为百姓看病，一边编书。他经常带着自己的学生和儿子到各地去寻方采药，广泛地向种地的、打鱼的、砍柴的等具有不同社会经历的人请教。为了确保他编著的书内容正确、全面，他不怕吃苦，甚至不顾自己的生命安全。有的药材长在悬崖峭壁上，他就用绳子将自己固定在一棵树上，爬到药材旁边观察、记录它的生长环境，最后才挖出来带回家。

　　正是这种不怕山高路远、不怕困难重重的精神，使得他几乎走遍了祖国大江南北，学习到了许多医书上没有记录的知识，也更加认识到医书上记录的知识并不是都正确。

格物创巨著

 ## 把自己当小白鼠

　　李时珍为了验证某种药的效果，经常把自己当作"小白鼠"，亲自试药。医书上记载曼陀罗这种植物有麻醉的作用，还能让人兴奋大笑，手舞足蹈。为了验证真假，他自己吃下曼陀罗，发现果然是真的。为了更准确地掌握曼陀罗的使用方法，他多次拿自己做实验，终于弄清楚了曼陀罗不同的用量能达到什么效果，认为这种药可以做外科麻醉剂。

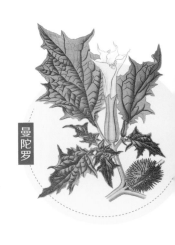

曼陀罗

 ## 穿山甲到底是怎么吃蚂蚁的

　　李时珍为了验证穿山甲是不是像古医书上说的用鳞片捉蚂蚁吃，就在猎户杀穿山甲的时候，在旁边观察，猎户剖开穿山甲肚子后，真的发现有好多蚂蚁，但这样只是验证了穿山甲是吃蚂蚁的，可它是怎么吃的呢？

　　经过长期蹲守，李时珍终于发现穿山甲每天从洞里爬出来，都会寻找蚂蚁洞，然后将一条又长又细的舌头往洞里一伸，舌头抽回来时粘满了蚂蚁，舌头缩到嘴里后，蚂蚁也全进到了嘴里。这样就跟古医书说穿山甲用鳞片抓蚂蚁吃不一样了，看来古医书上的东西不能不信，但是也不能全都信啊。

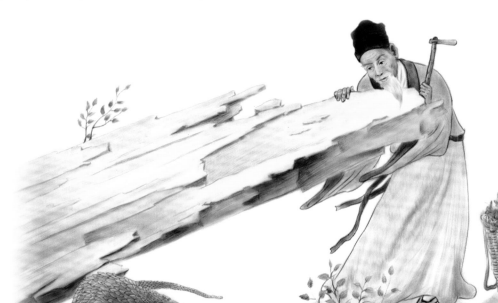

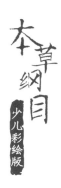

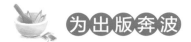

名家推荐

为出版奔波

李时珍花了 27 年的时间，完成了《本草纲目》的编著。但当他拿着这本书的手稿想找一家出版商帮自己刻印出版时，出版商认为这本书太厚，又是专业书籍，而且李时珍当时没什么名气，买的人肯定不多，所以都不愿意帮他出版。

请名人为《本草纲目》写序

为了能够让书顺利出版，李时珍想了许多办法，但都没有成功。最后，李时珍找到了当时有名的"后七子"之一王世贞写序，希望通过他来提高书的知名度，也可以为书的质量做保证。王世贞在看到书后，答应了李时珍的请求。

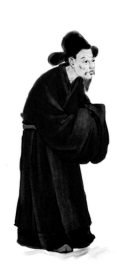

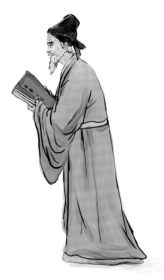

王世贞在《本草纲目》序言中说，看《本草纲目》就像进入了富贵豪华的园林，宝物种类众多，争艳夺目；像登上了龙王的宫殿，看到无数成列的宝贝；像是冰壶玉镜般清澈，连毛发都可看清。内容多却不繁杂，既详细又有重点，研究探讨全面深入，能达到事物本质。这怎么能说只是一部医书呢？实在是阐述生命精湛道理，解释万物原因的共同法则，是帝王的秘录，百姓的重要宝贝。

这样的一番描述，是对《本草纲目》极高的评价，也为《本草纲目》的出版奠定了基础。

巨著出版

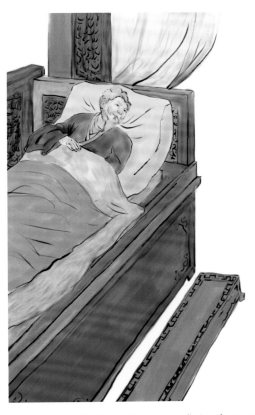

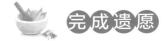 完成遗愿

李时珍拿到序言后便马不停蹄地四处寻找出版商，南京一位出版商看到王世贞写的序言后，意识到《本草纲目》是一本很有价值的书，于是他同意印刷《本草纲目》这本书。

虽然一直在加班加点地刻版，但是由于书的内容实在太多，时间过去了3年，这本书还没有刻完，而在这个时候李时珍突然生病离开了人世，最终也没能看到这本书的出版。李时珍去世后不久，他的儿子李建中完成了父亲的遗愿，终于让《本草纲目》这本书顺利出版。

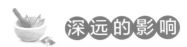 深远的影响

李时珍以不怕苦、不怕累、一心一意完成一件事情的坚强决心，经过大约30年的不断努力，终于完成了《本草纲目》。书中收载药物1892种，药物的插图1000多幅，药方1万多个，并且写明了药物的各类特征。《本草纲目》后来被日本、韩国、英国、法国、德国等多个国家翻译成自己的文字，广泛传播，并且被达尔文称为"中国古代的百科全书"，2011年成功入选《世界记忆名录》。

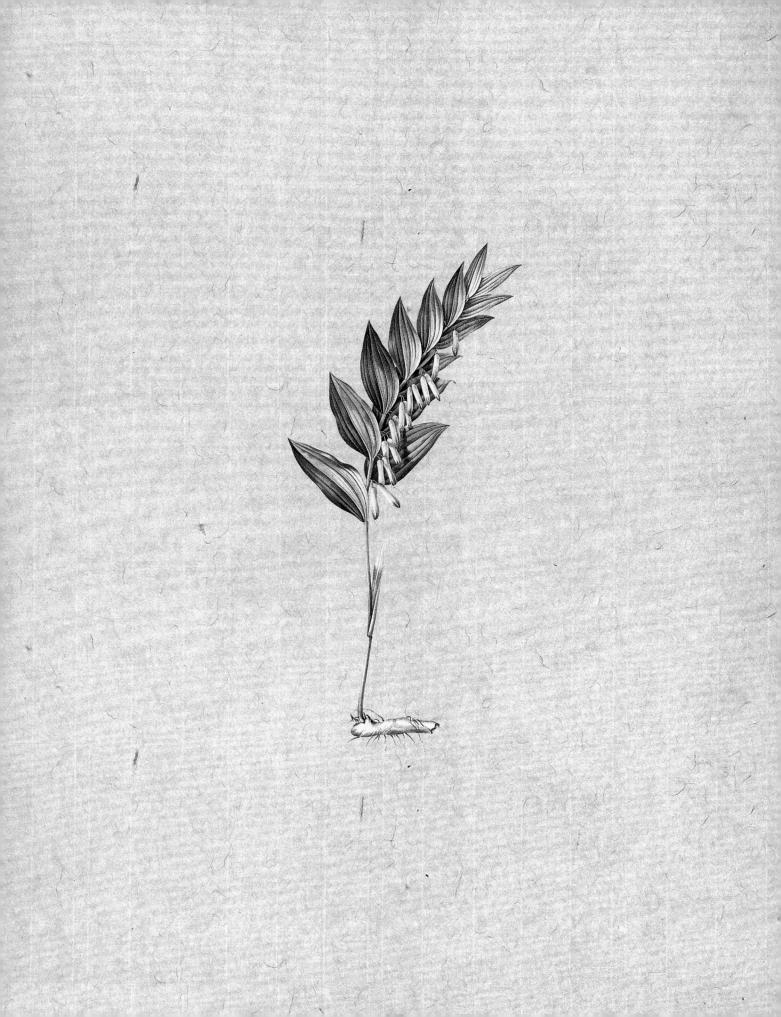

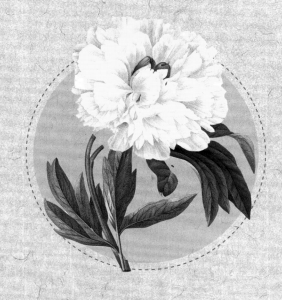

本草纲目

本草纲目概况

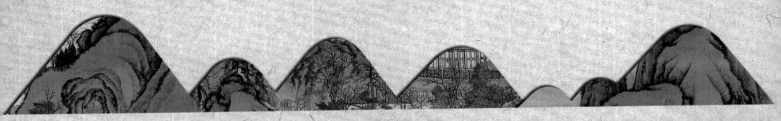

什么是"本草纲目"

"本草"的含义

人们对"本草纲目"四个字看似已经非常熟悉，却很少有人知道这四个字代表什么意思。如果想知道，首先要明白什么是"本草"。

自古以来，人们用来治疗疾病的药物有很多，包括植物、动物和矿物。不同种类的药物数量也有很大差异，其中以植物里的草类最多，所以古人就用"本草"二字来代表药物。

神农尝百草的传说

相传，在远古时代有位叫作神农氏的人，也被后人称为炎帝，他为了让人们不挨饿，亲自去尝试各种植物，寻找可以用来填饱肚子的食材。在这个过程中，他发现有些植物吃了以后可以治疗疾病。人类从此就有了药物可用，再经过后人不断的试吃，逐渐总结出了大量可以治疗各种疾病的药物，并且写成了很多本草书籍。

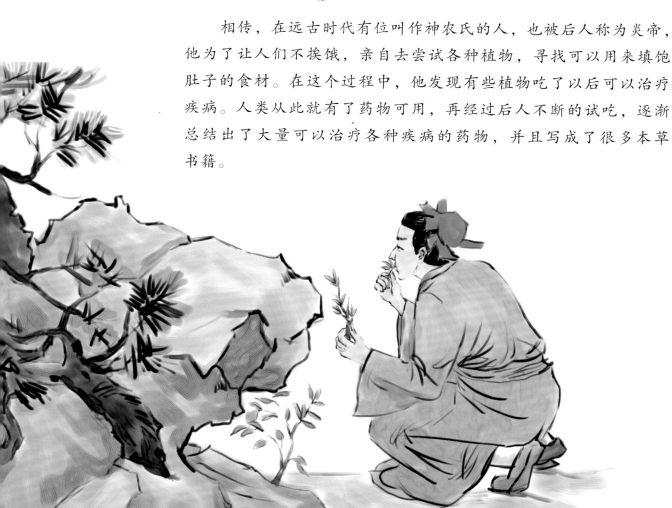

中国现存最早的本草书籍——《神农本草经》，大概是作者为了纪念神农氏，假托神农之名而取的书名。该书写于距今约 2000 年的西汉时期，一共记录了 365 种药物。

自《神农本草经》问世以后，人们的药物知识不断积累，不同朝代的本草学家均对当时的药物知识进行了总结。与药物有关的知识，除了在专门的本草书籍中可见，在医学书籍和经史百家的著作中也有记载，李时珍在《本草纲目》中引用的相关书籍就有近 800 本。

《本草纲目》以前的本草古籍

在崇尚经典的中国古代，本草知识就像一个滚动的雪球，在不断的前进中壮大，而"雪球"的核心就是《神农本草经》。在《本草纲目》之前，还有很多重要的本草书籍：

- 《本草经集注》：总结汉朝至魏晋时期本草知识的书籍，载药 730 种。
- 《唐本草》：世界第一部由国家颁布的药典，首次出现药图，载药 844 种。
- 《本草拾遗》：唐代一部以不厌详悉、广泛收集为特色的书，载药 1576 种。
- 《开宝本草》：宋代官修本草书，为我国第一部雕版印刷的本草书籍，载药 983 种。
- 《嘉祐补注本草》：宋代官修本草书，载药 1082 种。
- 《图经本草》：作为对《嘉祐补注本草》的补充，汇集各地药图而成，为我国第一部雕版印刷的药物图谱，载药 635 种，绘图 933 幅。
- 《证类本草》：宋代本草书，将历代本草正文与药图合而为一，载药 1558 种。

什么是"纲目"

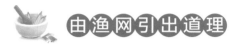

由渔网引出道理

前面我们知道了什么是"本草",接下来再看看什么是"纲目"。

你也许在电视上看到过这样的经典场景:渔民站在渔船上,一手提着渔网的中心,一手将渔网使劲往水中一扔,一张大网就张开了,网落到水里再收上来就能收获到鱼儿。渔民手里用来将渔网拉上来的绳子就是"纲",渔网上的网眼就是"目",当渔网张开的瞬间,就叫作"纲举目张",也就是"纲目"二字的最初来源。

如果你没见过渔网,难以理解纲举目张的意思,那么有没有听过"提纲挈领"这个成语呢?"挈领"的本意是提起衣领,就能把整件衣服理顺、提起。而"纲"好比是衣领,而衣服的各个组成部分就好比是"目"了。"纲举目张"和"提纲挈领"是一对近义词,都是形容做事能抓住关键、条理分明,而"纲"就是事情的关键。

把纲目的概念用到书籍撰写上,就形成了"纲目体",成为中国志书编纂的一种传统形式。纲目体的篇目结构是先设总纲,或称大类,各纲之下再设细目,目以纲聚,以纲统目,目下再设子目,纲举目张。

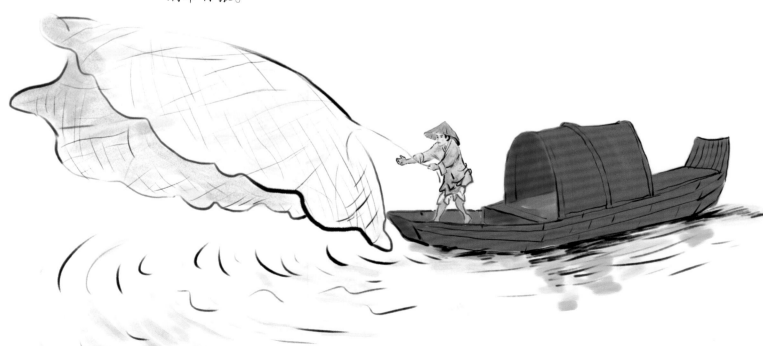

纲目体

纲目体并非李时珍原创，而是由宋代理学家朱熹首创，是编年体的一种变通形式。朱熹为了让世人在读经典《资治通鉴》时更加便于检索查看，也为了使相关事件的联系更易于体现，写成纲目体的《资治通鉴纲目》。该书保留编年体史书按照时间顺序排列的方式，以大事件为纲，补充史事为目，具体到每件事情以大号字体为纲，小号字体为目，关键要领明确。李时珍正是受此启发，决定将自己的本草著作取名为《本草纲目》。《本草纲目》的字面意思就是以纲目体例撰写的药物学著作。

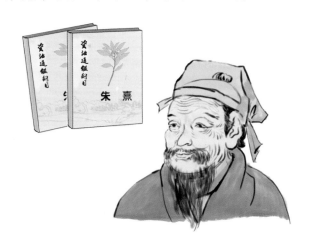

中国古代三大史体

编年体：以时间为中心，按时间先后顺序记述史事的一种体裁。始于孔子依据鲁国历史编著的《春秋》。代表作如我国现存编年体通史中影响最大的《资治通鉴》。

纪传体：以为人物立传记的方式记叙史实，代表作《史记》《三国志》。

纪事本末体：是以事件为中心，每事一题，把分散的材料按时间先后加以集中叙述。创立于南宋袁枢的《通鉴纪事本末》。

除了三大史体，还有其他体例，包括以国家为主题分别记录的国别体，如汉代初期刘向编订的《战国策》；以朝代为断限的断代史，如东汉史学家班固所著的《汉书》，"二十五史"中除《史记》为通史外，其余的二十四史都属断代史。

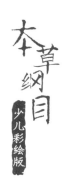

《本草纲目》里的宝贝清单

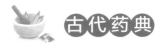 古代药典

《本草纲目》共计 52 卷，从本质上看是一部关于古代药物的辞典。

第一、第二卷是序例，是以《神农本草经》中的理论内容为基础，追加不同时代学者及李时珍本人的观点，再将后世的其他理论加入。内容主要为中医理解药物的性能、使用原则和方法。

第三、第四卷叫作百病主治，以病名为纲，以辨证用药为目的，把药物按其性能和主治进行分类，为医生临床辨证选药提供了方便，同时也体现了辨证论治的精神。

剩余 48 卷内容全是药物，共计 1892 种。

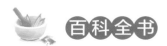 百科全书

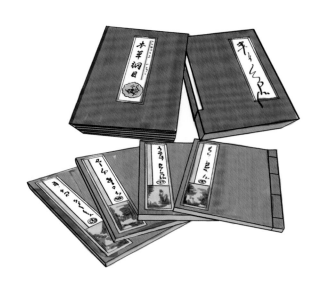

前面我们说过李时珍刻苦读书的事情，书中有关药物的知识都被他汇总到了《本草纲目》里来。不仅包括了 276 本古代的本草书籍，就连散见于古代经书、史书及诸子百家共 591 本非药物书籍中的内容也进行了核查引用，其中 440 本是李时珍首次引用到本草著作中的。所以，读《本草纲目》可以读到 800 余本古代著作里的内容，里面不仅有药物知识，还有天文学、地理学、史学、矿物学、生物学、化学等内容，可以说是一本百科全书！

药物种类最多的书籍

《本草纲目》一共收录药物1892种，是自汉朝至明朝以来数量最多的一次整理。这其中有1518种是从前面说过的800余本书籍中引用而来，还有374种是李时珍寻访各地，实践总结得到的。除此之外，11000余个附方，1000余幅附图，为医生提供了大量参考数据，这不能不让人佩服！

每一味药物的内容

《本草纲目》中对于每味药物分别记录如下内容：

释名　罗列各种异名，解释名字的由来。

集解　描述形态、产地、栽培、采集时间与方法。

辨疑　正误　纠正前人的错误。

修治　如何炮制和保存药物。

气味　药物的性质。

主治　列举能医治的主要病症。

发明　阐明治病机理，记述前人及自己的用药心得。

附方　介绍怎么用，辑录以该药物为主的各种验方。

附录　形态上或药效上相近，却不能确认的药物。

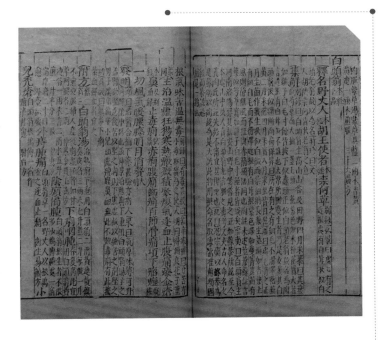

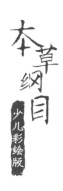

超越前人的法宝

古代本草著作的踪迹

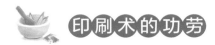

印刷术的功劳

尽管在《本草纲目》完成之前已经有了大量的本草书籍，但其中绝大多数不仅生活在现代的我们已经见不到了，其实就连明朝的李时珍也没有见过原著。那么，李时珍既然没有见到过那些书，又是怎么把其中的内容引用到《本草纲目》里来的呢？

这多亏了印刷术在宋代的流行。前面我们提到过，宋代的《开宝本草》是第一部采用雕版印刷术制作的本草书籍。在这之前的本草书籍都是采用手抄本的形式流传，可以想象，手抄比起印刷效率极低，抄写过程中还容易出现误传的现象。就连唐朝政府颁布的法典式本草书籍《唐本草》，经过几百年的流传，到了宋朝也已经无法看到，幸好《唐本草》的大部分内容被宋朝官方校正并印刷出版的《千金翼方》所引用收录，因而得以保存。大量宋代以前的其他本草书籍，也以这种形式被整理保存，并且以更加廉价和高效的形式被广泛流传至今。

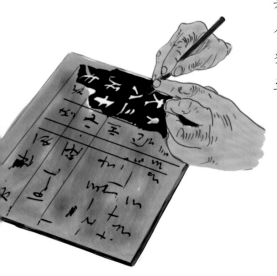

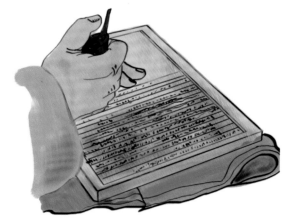

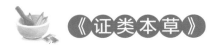

《证类本草》

北宋时期有一位叫作唐慎微的四川医生，创造性地采用了方药对照和图文对照的形式，不仅将宋代官修本草著作进行了合并，并且辑录了宋代以前的大量重要医药著作，写成《证类本草》。该书一经问世，便受到了当时各界的重视，虽是民间医生所著，却被宋朝政府修订成了国家级的药典，一直流行了500年！

《证类本草》为研究宋代以前的医药学，辑佚和整理古典医籍提供了宝贵资料。比如现代人能够看到的《神农本草经》，就是从《证类本草》引用的内容里摘录整理出来的。李时珍称赞《证类本草》："使诸家本草及各药单方，垂之千古，不致沦没者，皆其功也。"并将其作为《本草纲目》的写作蓝本。

《证类本草》成了李时珍需要攀越的高峰，任重而道远！

法宝一：广泛收罗

面对已经拥有众多粉丝的《证类本草》，李时珍很有信心，因为他知道《证类本草》的修订已经过去几百年了，又有大量新的药物资料还没有被整理，应该有人去完成这个使命，但仅靠增加新的药物资料，还不足以超越《证类本草》，李时珍有他自己的法宝。

看清古今，定位未来

李时珍非常欣赏唐代一位叫陈藏器的本草学家，因为陈藏器在撰写《本草拾遗》时，能够广泛地收集资料，不管在当时是否常用，是否专门的药物书籍，只要和药物有关的资料都进行收录。但在当时，很多人都不认同陈藏器的这种做法，那些人认为不应该收录偏僻、少用的知识，李时珍却认为这种做法很好。

李时珍认为，看问题不应该仅限于当时，还应看过去和未来，现在用的药古代并不一定用，未来不一定还继续用，怎么知道现在偏僻的药，未来就不会成为重要的药呢？

王世贞在《本草纲目》序言中感叹："上自坟典，下及传奇，凡有相关，靡不备采。"

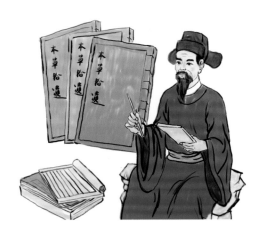

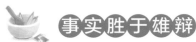

事实胜于雄辩

本着这种精神，李时珍在《本草纲目》中一共引用了 800 余本书籍，新增加了 374 种药物，使全书的药物数量达到了 1892 种，字数更是远超《证类本草》。《本草纲目》中大量与药物相关的资料，涉及古代历史、自然科学及文化内容，使其不仅成为一部药物著作，也成为一部博物著作，为后人的研究提供了丰富的资料，难怪被达尔文称为"古代中国百科全书"。

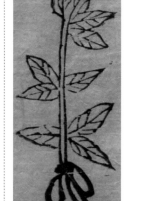

三七

三七是最好的见证

在明朝末期，三七这味药材刚刚被人们发现可用于军人受到外伤后的恢复。李时珍按照自己的原则，把三七收录到了《本草纲目》中。他并不知道在 500 年后的今天，三七已经成了治疗心血管疾病的常用药物。这充分说明了《本草纲目》在撰写时广泛收罗的正确性。

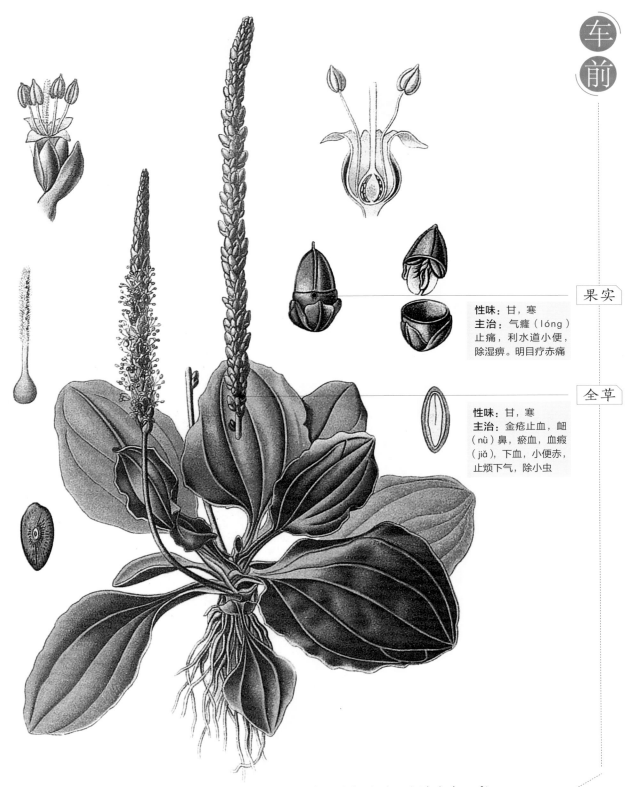

果实

性味：甘，寒
主治：气癃（lóng）
止痛，利水道小便，
除湿痹。明目疗赤痛

全草

性味：甘，寒
主治：金疮止血，衄
（nù）鼻，瘀血，血瘕
（jiǎ），下血，小便赤，
止烦下气，除小虫

【释名】此草好生道边及牛马迹中，故有车前、当道、马舄（xì）、牛遗之名。舄，
足履也。幽州人谓之牛舌草。蛤蟆喜藏伏于下，故江东称为蛤蟆衣。

【集解】今人五月采苗，七月、八月采实。人家园圃或种之。①

———————————

① 本书药图文字均选编自《本草纲目》，有删节。

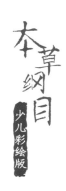

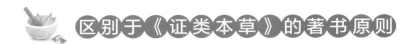

法宝二：敢于说出自己的观点

除了前面说的广泛收罗相关资料，李时珍还有另一个超越《证类本草》的法宝，就是敢于说出自己的观点。

区别于《证类本草》的著书原则

《证类本草》严格摘录其他书籍的内容，并按照时间顺序排列，却对内容没有任何阐述，更没有自己的观点。《本草纲目》却不同，李时珍在书中说出了自己的原则："复者芟之，阙者绪之，讹者绳之。"意思就是将重复的删去，缺少的补充，错误的改正，敢于把自己经过分析得到的观点写进去，此外还介绍了很多自己及父亲治病用药的经验。

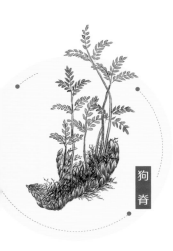

狗脊

挑战权威人士

东晋有名的道家学者、医药学家葛洪，在《抱朴子》中说吃了银可以成仙，把蜘蛛和其他几种药一起吃了，人就能站在水上不会沉下去。李时珍则敢于说出这些内容"不足信"。

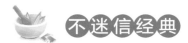

不迷信经典

《神农本草经》上将泽泻列为上品，认为长期吃可以让身体轻，能在水上走。陶弘景、苏颂都认同这个说法，但李时珍却认为"安有此神功耶？其谬可知"。

狗脊是一种具有镇痛、利尿及强壮功能的蕨类药用植物，古人往往分不清狗脊与菝葜、萆薢的区别。李时珍从植物特征分析，认为狗脊"似大叶蕨，比贯众叶有齿"，与陶弘景所说茎上带刺、叶圆形的百合科植物不同。

有毒的芫花

《证类本草》收录了《三国志》中关于芫花运用的例子，说有位青牛先生，常常吃芫花，已经一百多岁了，看起来还像五六十岁。意思是说，常吃芫花可以使人年轻。若是看书的人信了这番话，真的长期吃芫花的话，一定会中毒而亡。所以，李时珍在《本草纲目》中明确指出这是迂怪的话，不能信。芫花在医生的指导下食用，对水肿胀满、胸腹积水、痰饮积聚、气逆咳喘、二便不利，以及疥癣秃疮、痈肿、冻疮等症状是有疗效的，但不可长期食用。

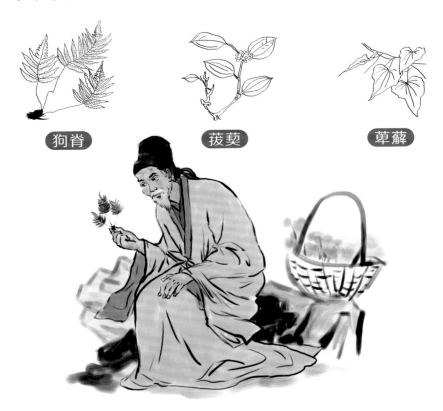

狗脊　　　菝葜　　　萆薢

李时珍的终极法宝

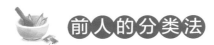 前人的分类法

李时珍除了广泛收罗和敢于说出自己的观点两大法宝，要写出超越古人的著作，还需要解决一个最大的难题，那就是药物太多，前人的分类方法存在不足，难以参照。

前人的分类方法主要包括三种：

三品分类法： 最早见于《神农本草经》，把药物按照有毒与否，能否久服，分为上、中、下三品。上品，多为补养药，可以长期服用；中品多用于驱邪治病，兼有补养作用，有的有毒，有的无毒，需要斟酌使用；下品多属攻邪治病之药，毒性较大，多用于急症，不可久服。

自然属性分类法： 按照药物来源属性进行分类，比如：治疗疟疾的青蒿，是一种草本植物，被分到草类；具有强壮身体作用的鹿茸，来源于动物梅花鹿和马鹿，就被归到兽类。这种方法最早见于魏晋时期的《吴普本草》，把药物分为6类。发展至《证类本草》，人们按自然属性把药物分为10部，包括玉石、草、木、人、兽、禽、虫鱼、果、米谷、菜。在药物越来越多时，这种分类法显然更有利于查找。

功效分类法： 顾名思义，功效分类法就是根据药物主要治疗什么病症进行分类，比如同样可

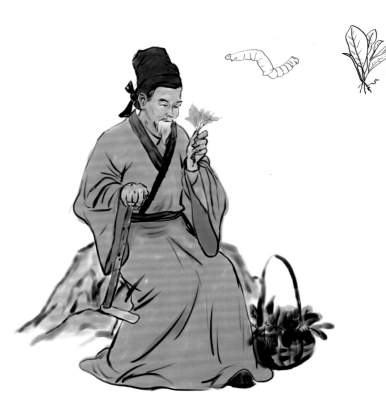

以治疗风寒感冒的麻黄、桂枝和防风，被归类在一起。

大部分本草书籍都是混合使用这三种分类方法。《证类本草》就是这样，把药物按照来源属性分成了 10 部后，由于草类太多，又把草类分为上、中、下三类。每类药物再按照药用的重要程度排列。

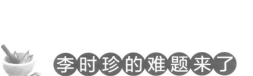

李时珍的难题来了

以前的这些方法，不管怎么组合，相邻两种药物之间都没有联系。此外，自然属性分类法的 10 部难以概括所有的药物，导致很多归类不正确，比如雨水和灶心土等被归到了玉石类，蛇、龟等爬行动物被归入了虫鱼类。三品分类法的问题更严重，一是分类太简单，当药物很多时，如果只分为三类，很不利于查找；二是对于药物是否有毒很难逐一明确。

我们可以试想一下，如果我们平时常用的字典、词典不按照拼音首字母或者笔画的顺序排列，而是仅分为三类，那么我们要查一个字或词，恐怕需要好几天的时间。再进一步，按照拼音首字母分为了从 A 到 Z 的 24 类，每一类中再没有进一步的逻辑顺序，同样难以查找。

那么，李时珍是怎样处理的呢？我们接着往下看。

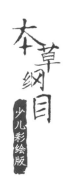

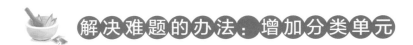 物以类聚、目随纲举

　　《本草纲目》将 1892 种药物归入了 16 部 60 类中，较《证类本草》中的 10 部 30 类，多了一倍。我们先来看看两本书里的"纲"有什么不同——

　　《本草纲目》：水、火、土、金石、草、谷、菜、果、木、服器、虫、鳞、介、禽、兽、人；《证类本草》：玉石、草、木、人、兽、禽、虫鱼、果、米谷、菜。

　　大家也许发现了，《本草纲目》多了水、火、土、鳞、介、服器，共 6 个部；玉石变成了金石，虫鱼变成了虫，米谷变成了谷；并且排列顺序发生了变化，比如，原本在中间的人被排到了最后，禽和兽的顺序也进行了对调。

　　这看起来简单的十几个字，其变化大有来头！

解决难题的办法：增加分类单元

　　仅仅有了 16 个部还不够，每个部按照属性又分为了不同的类别，一共 60 类，就形成了《本草纲目》这个渔网中的网眼"目"。比如数量较多的草部，分为了山草、芳草、湿草、毒草、蔓草、水草、石草、苔、杂草和有名未用 10 类，人们通过这些类别的名称就可以粗略地了解到该类药物的生长特性，比如芳草就是指具有芳香气味的草药。

与现代生物进化论不谋而合

除了更多的分类，顺序的变化更是了不起，这与现代生物进化论不谋而合，如：

水、土、金石——无机物；

草、谷、菜、果、木——植物；

虫、鳞、介、禽、兽、人——动物。

这种分类法体现出从无机物到有机物，从植物到动物，从低等动物到高等动物"人"的逻辑。

如果把1892种药物分到60类，每类平均也有30多种药物，这30多种药物又按什么顺序排列呢？在《本草纲目》之前的本草书中，主要是按照医生的使用习惯，常用药物排到前面，而李时珍开创性地提出了"析族区类"的分类原则，将他认为亲缘关系相近的药物排在一起，比如：将菊花、艾和青蒿排列在相近的位置，现代植物分类学认为，这些都属于菊科植物；又如将大戟科同样会流出汁液的大戟、泽漆、甘遂和续随子排到一起。

李时珍的这一创举，为《本草纲目》内容的查找提供了方便，其前卫的自然分类方法，比西方植物学家林奈的自然分类法早了200多年，对后世的科学研究产生了巨大的影响。

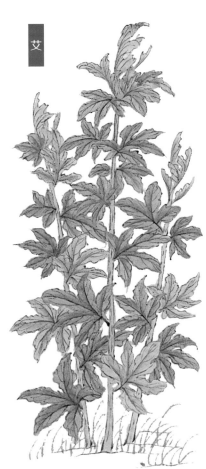

艾

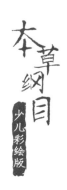

将纲目原则贯彻到底

　　《本草纲目》中纲目体的运用不仅在于药物大层面的分类，在处理具体药物时同样有体现。

　　鹿身上不同的部位可以有不同的药效，所以分别有鹿茸、鹿角、鹿筋等 20 余味药，如果分别列出，药物的总数将更加庞大，就更不利于查阅。因此，李时珍以"鹿"条目为纲，其下以鹿茸、角、白胶、齿、骨、蹄、肉、脂、髓、脑、精、血、肾、胆、筋等 20 个可用作药物的部位为目。这样的好处在于，当描述其形态等共性内容时，只需描述一次就够了，而不同部位的区别再分别描述。

　　前人的本草著作中，具体记录每一味药物时多是以时间为序，将从古至今的典籍依次排列，这非常不利于快速查找所需内容。比如我们只想知道黄芪是治什么病的，非要读完关于黄芪的全部内容才能知道，而《本草纲目》就解决了这个问题。

　　书中每一味药物的记述都遵循纲目的原则，以药物的名字为纲，以前面我们提到过的"释名""集解""正误"等内容为目。如果只想知道黄芪治什么病，直接看"主治"条目就行，实在是快捷多了。

　　《本草纲目》采用更加先进的自然属性分类法，结合功效分类法，对广泛收集的药物知识进行汇总整理及分析点评，既利于对药物性质的理解，也为读者提供了快速查阅的形式。

玉竹

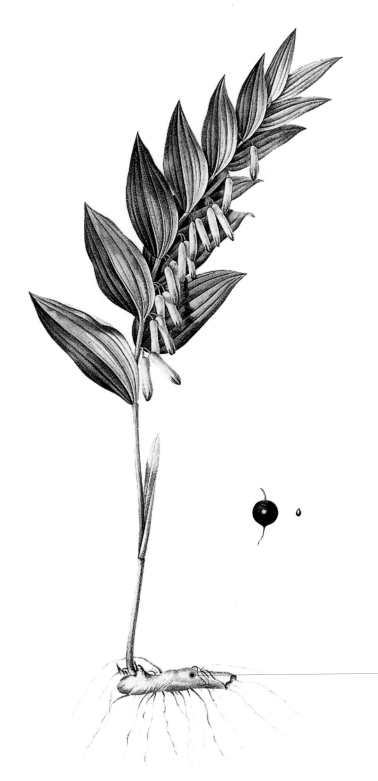

根

性味：甘，平

主治：主风温自汗灼热，及劳疟寒热，脾胃虚乏，男子小便频数，失精，一切虚损

【释名】其叶光莹而象竹，其根多节，故有荧及玉竹、地节诸名。

【集解】处处山中有之。其根横生似黄精，差小，黄白色，性柔多须，最难燥。其叶如竹，两两相值。亦可采根种之，极易繁也。嫩叶及根，并可煮淘食茹。

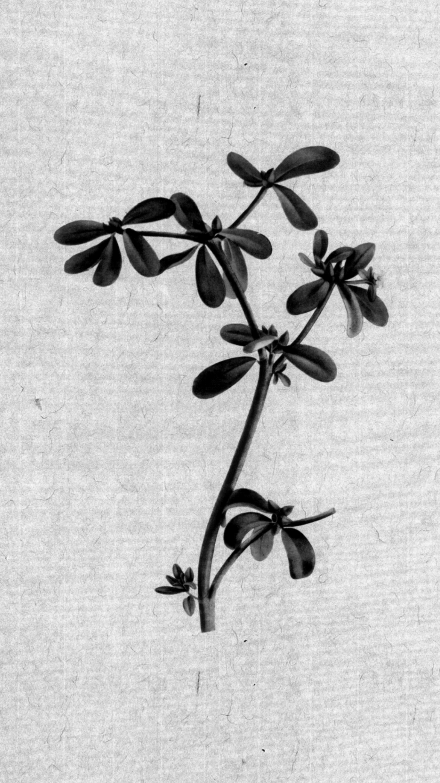

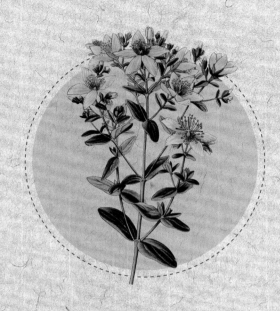

本草纲目

本草纲目
里的精彩内容

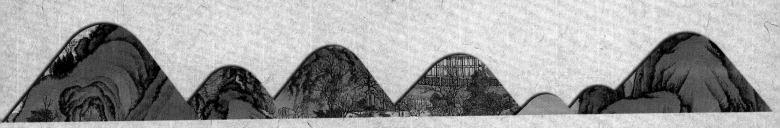

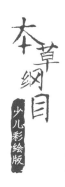

动植物名字的由来——释名

同名异物与同物异名的麻烦

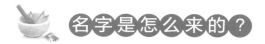 名字是怎么来的？

朋友们有没有想过，身边很多事物的名字是怎么来的？比如猫、桌子、电脑，以及你自己的名字。我国有一门专门研究名字来源的学问，叫作名物训诂。我国第一部专门探求常用事物名称源头的著作是汉末刘熙的《释名》。释名就是解释名称的意思。

李时珍在撰写每一味药时，会先把历代古籍中有关该药物的各种名称收集起来，再进行分析，使人能知道古今名称的变化，不同名称为什么这样叫。关于这个内容的条目就叫作"释名"，这可是李时珍的首创！

那么，李时珍作为一名医生，为什么要弄清楚药物名称的来源呢？我们接着往下看。

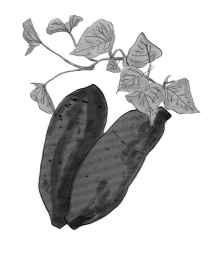

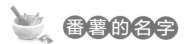 番薯的名字

很多读者爱吃的烤红薯，学名叫番薯，是旋花科植物，原产于墨西哥，大约在明代被引入中国，在各地广泛种植。不同地区的人给它取了许多不同的名字，比如红薯、红苕、白薯、甘薯、朱薯、金薯、番薯、红山药、唐薯、玉枕薯、山芋、地瓜、山药、甜薯、阿鹅……这个现象就叫

作同物异名，也就是一种东西有好几个不同的名字。

注意，番薯的一个别名是地瓜，但在四川地区，地瓜指的是豆科的凉薯；而山药也用来指薯蓣科的一种中药材。把番薯叫山药的地区，要是医生开出山药这味药，是不是会有人买成烤红薯吃了？这个现象就叫作同名异物。

同物异名和同名异物都容易造成张冠李戴，叫错人名顶多是别人不答应，可吃错了药可能是要出人命的。《论语》中也说过"名不正则言不顺"。所以，每一味药都需要明确一个正名，其他名字都当作别名、异名，保存供参考。正是为了确保用药的准确性，李时珍非常看重这项工作，并将其列为每味药的第一条内容。

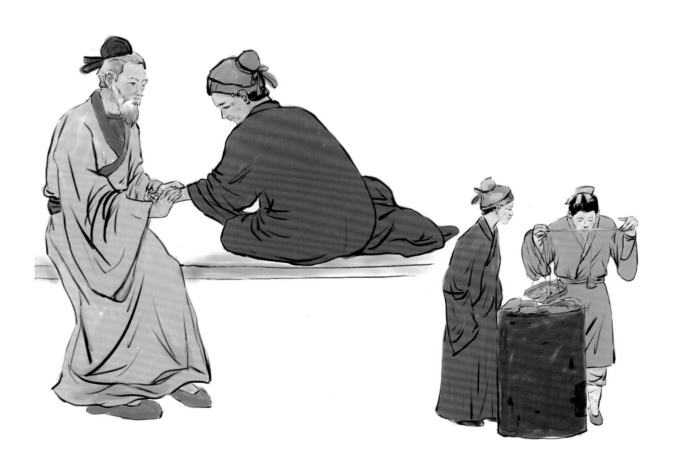

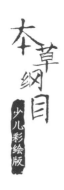

世界公认的动植物名字

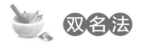 双名法

我们知道，同一物种可能会有很多叫法，那么谁是正名，谁是别名呢？现代生物学对于一个新的物种，最先按照规则命名并公开发表的，就是正名，后来取的名称都是别名，或叫作异名。这里说的规则就是 18 世纪瑞典博物学家林奈确立的"双名法"，是国际通行的生物命名方法，这种命名方法将生物的分类等级通过"属名"和"种加词"两部分进行标示，并且用拉丁语来书写。

例如，车前科车前属植物可作药用的有两种，分别是车前和平车前，拉丁语学名分别是 *Plantago asiatica* 和 *Plantago depressa*。拉丁语 *Plantago* 是车前属的意思，属是生物分类学的一个单元。*asiatica* 和 *depressa* 分别是两种植物的种加词，*asiatica* 表示"亚洲的"，*depressa* 表示"凹陷、平压的"，所以 *Plantago asiatica* 的意思是一种亚洲的车前属植物车前，*Plantago depressa* 的意思是一种平压形的车前属植物平车前。

双名法的创造和使用，使生物的名称具有唯一性，并且命名简单，世界通用。

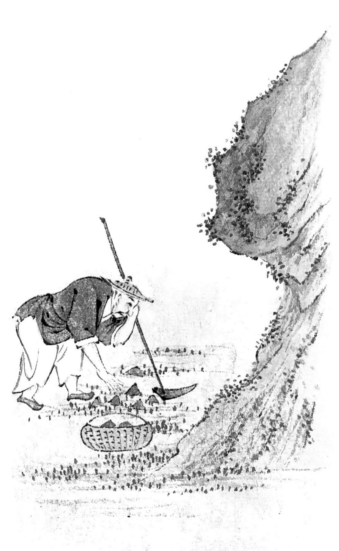

中国特色的双名法

在双名法出现之前，我们的祖先有自己的取名技巧，直到现代，为了便于中国人称呼，新物种的命名还是会有一个中文名称。我们来看看下列几组汉字有什么特点，寻找一下祖先的取名技巧。

第一组：菊、荷、莲；第二组：狗、猫、狼；第三组：鲢鱼、鲤鱼、鲫鱼。

不难看出，第一组都是植物，上面都有"艹"；第二组都是兽，都有"犭"；第三组都是鱼，都有"鱼"。并且另外的部件读音也和整体相似，也就是多数可以认字认半边。这就是"中国特色的双名法"，我国古人对大多数动植物采取的命名方法。

具体的方法是首先根据动植物的特性进行归类，确定名称的类别，如艹、犭、鱼、木、月；然后，依据这一动植物的某种特征，借用其他汉字或者用汉字的一个部件代表这一动植物的特征。这些特征包括形态、颜色、产地、声音、功能、习性及环境等。最后，以类别与特征综合而来的名字，作为这一动植物的最终名称。

比如药用植物枇杷，李时珍引用前人的话说，枇杷的叶子形似琵琶，所以取了"比巴"两个字作为代表特征，再加上枇杷是"木"本植物类别，所以就有了枇杷这个名字。

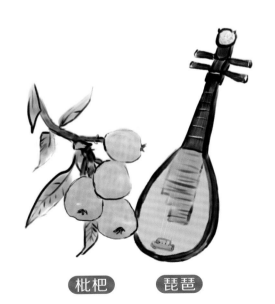

枇杷　　琵琶

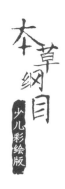

名字里的秘密

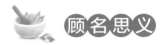 顾名思义

　　李时珍对名称进行分析的重要方法就是根据中国特色的双名法进行推导的。当确定了名字中代表类别的字后，剩余的部分就是代表名字的特征，所以重点从这个代表特征的字进行解释。我们也来试试，是不是通过名字就能了解药物的特征吧！

　　颜色：紫草、绿豆、丹参、朱砂、金银花、红花。

　　外形：白头翁、木耳、通草、蚕豆、凤尾草、鹿蹄草。

　　气、味：豨莶草、苦瓜、鱼腥草、五味子、甘草、苦菜。

　　药用功能：接骨木、益母草、防风、益智仁、决明子、泽泻。

　　产地：秦艽、胡椒、西瓜、川乌、雄黄、代赭石、阿胶。

　　环境：沙参、车前草、水仙、桑上寄生、海马。

　　生长特性：半夏、忍冬、长春花、月季花、夏枯草、款冬花。

　　注意，上面有几种药物并没有类别，而是仅保留了特性，比如白头翁、木耳、半夏。

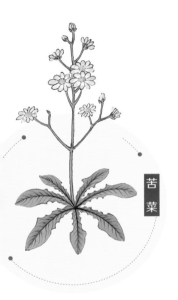

苦菜

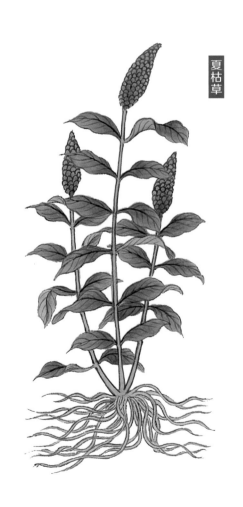

夏枯草

白头翁的由来

白头翁是种根类药用植物，具有清热解毒，凉血止痢的功效。《神农本草经》等古籍中记录有野丈人、胡王使者、奈何草等名称。早在南北朝时期陶弘景就观察到，白头翁药材上端有白茸毛，看起来像白头老人，所以有了白头翁这个名称。李时珍在《本草纲目》中补充解释说，丈人、胡使和奈何三个词都表示老人的意思。

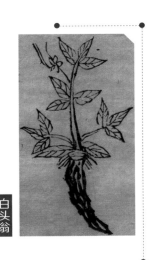

白头翁

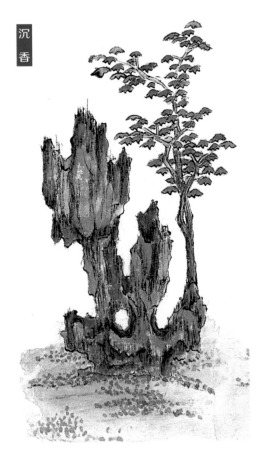

沉香

香港和沉香

香港的得名与香料有关。香港岛南部有个小港湾，因转运香料而出名。这种香料就是产自广东的沉香，是一味名贵药材，也是高级香料，是沉香树受到虫蛀、砍伤或者雷劈后，树干产生的分泌物形成的。香味成分含量越高的沉香木，越能沉于水中，所以得名沉香。

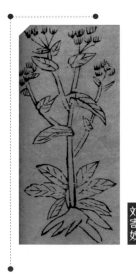

刘寄奴

特殊的名称

　　不是所有的药物名称都能反映药物的某种特性，还有一些名称是由于其他原因而来的。比如以神话传说命名的药物刘寄奴、徐长卿、林檎及诸葛菜等。

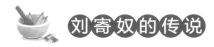 刘寄奴的传说

　　刘寄奴本是南朝宋开国皇帝刘裕的小名，是唯一以皇帝名字命名的草药。虽然刘寄奴后来成为皇帝，但他小时候的生活却很艰苦。传说他小时候上山砍柴遇到了一条大蛇，急忙用箭射中了大蛇，大蛇受伤后逃跑了。第二天他又上山时，听到山里传来捣药的声音，闻声前去一看，原来是几个青衣童子在捣药，问后才知是在为中箭受伤的蛇王捣药。刘寄奴便把给蛇王治疗箭伤的药带回。

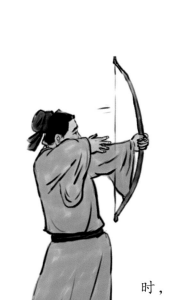

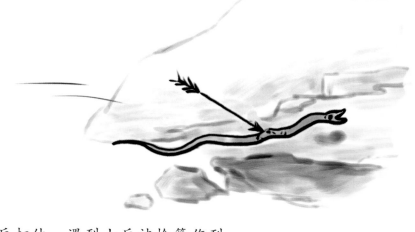

　　后来，刘寄奴领兵打仗，遇到士兵被枪箭伤到时，便把这种药给士兵敷在伤口上，伤口很快就愈合了。人们不知道这种药叫什么，只知道是刘寄奴射蛇得来的好药，所以就叫作"刘寄奴"。

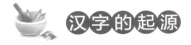 被迫改名的薯蓣

不是所有的药物都能像刘寄奴那样，能够以皇帝的名字命名。中国古代有避讳习惯，不能直呼皇上的名字，甚至其中任何一个字，如果遇到了相同甚至相近的字，老百姓就得把名字改了。李时珍在《本草纲目》中引用前人的话说，具有健脾作用的药材山药，原来的名称叫薯蓣，因为唐代宗名豫，避讳改为薯药，到宋代因为宋英宗赵曙名字中有个曙，薯药又改为山药。

中国的造字法

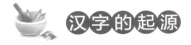 汉字的起源

了解了多数动植物的取名方法之后，我们来继续刨根问底。名字中每一个字，或者每个部件又是怎么来的呢？比如"木"字，甲骨文字形像一棵树"木"，逐渐简化成现在的样子，就是从象形而来。

关于文字起源的研究，至今都没有定论。于是就有了各种传说来解释汉字的起源，比如仓颉造字、伏羲氏造书契的传说，还存在汉字起源于结绳、八卦、图画，甚至来源于西方的解释。不管其来源如何，文字是用来记录语言的符号，其构造往往反映古人对文字所代表的事物的某种认识，因此可以分析文字的来源来说明动植物命名的由来。李时珍就用了这种方法进行释名，比如他分析"葱"字是从烟囱的"囱"字而来，特征是外直中空的样子。

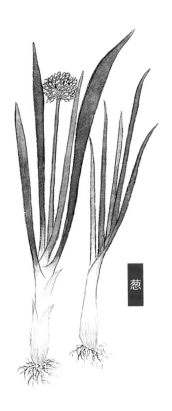

葱

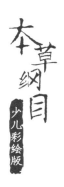

马
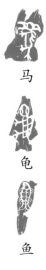
龟

鱼

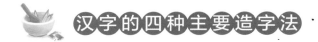 汉字的四种主要造字法

象形法：由图像演变而来，起源最早，但数量有限，如马、龟、鱼。

指事法：是用象征性的符号或在图形上加上指示性符号来表示意义的造字法，如上、旦、刃。

会意法：是把两个或两个以上的字，按意义整合起来表示一个新的意义的造字法，如尘、囚、休。

形声法：是由形旁和声旁拼合而成的造字法。这是一种最方便的方法，比如"爸"字，取"父"为形旁，"巴"为声旁，两者结合形成"爸"字。形声字在创造新文字方面十分有效率，甲骨文时代仅有不到一半的字是形声字，而到了近代，有80%的汉字是形声字。

李时珍的释名方法

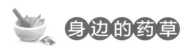 身边的药草

拿我们提到过的车前草来说，李时珍记载，车前在古籍《尔雅》中被称为苤苢、马舄，在另一部古籍《毛诗草木鸟兽虫鱼疏》里认为这种草长在路边以及牛车马车留下的车辙中，所以也被称为车前、当道、牛遗。马舄中的"舄"字是鞋子的意思，马舄指马路上。至于"苤苢"，《韩诗外传》中认为是另一种植物瞿麦，李时珍并不赞同。此外，车前还被叫作

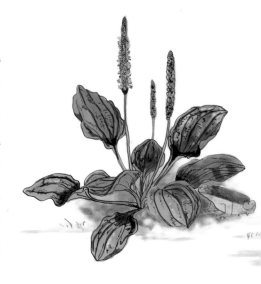

蛤蟆衣，是因为蛤蟆总是躲在车前草下面，车前草就像是蛤蟆的衣服，所以有了这个名字。

刚刚提到的瞿麦，是一种具有利尿作用的草本植物，《尔雅》中被称作蘧麦，李时珍引用南北朝时陶弘景的话分析，因为瞿麦的果实像麦，所以名字里有"麦"字。《韩诗外传》说"瞿"就是指长在两旁的意思，而瞿麦的花序不仅顶端有花，旁边也会有（植物学上描述为聚伞花序），所以有了"瞿"字。最后，李时珍还指出另一本本草著作《日华子本草》中的错误，因为瞿与雀相近，误认为瞿麦就是雀麦（燕麦）。

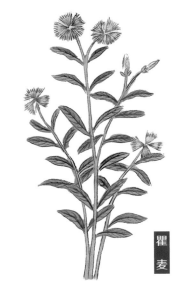

瞿麦

不知为不知

《本草纲目》一共收录了 1892 种药物，大部分药物都有不止一个别名，李时珍进行了释名的药物约占一半，但还是有很多没有进行释名。难怪宋代人郑樵早就在《通志略·昆虫草木略》中说过，因为不同地方叫法不同，古今的发音也不同，生物的名称还代表着一些特性，所以动植物命名考证十分困难。

李时珍用尽一生的精力，纠正了大量的错误，但依然还有错误存在。要想完全解释清楚这些名称的来源，需要走遍天下，通晓各地方言才能做好。不仅如此，随着文物史料被不断发现，原本的结论还可能被新的、更合理的解释代替。

此外，对那些没有释名的药物，李时珍有的没有写内容，还有的名称下面写着"名义未详""不可解""不可强解"，这充分体现了他"不知为不知"的严谨态度。

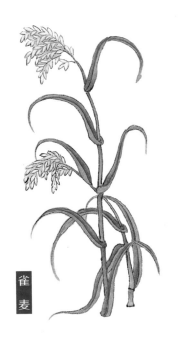

雀麦

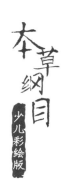

药物的来源——集解

上一节我们说了，通过药物的名字可以得知药物的部分特征，但是其他信息还不知道，比如，这些药产于什么地方？怎么辨认？怎么采收？李时珍用"集解"一项，综合给出了答案。

哪里可以找到最好的药

"诸药所生，皆的有境界"

陶弘景在《本草经集注》里说道："诸药所生，皆的有境界。"意思是指所有的药都有适宜自己的生长环境和分布范围。每个物种从在地球上诞生起，都会经历逐渐扩展范围的过程。现在我们能看到的某物种分布地域，是由物种对不同环境的适应性决定的。

稀有与广布

天山雪莲被誉为"雪山花王"，是高山稀有的名贵药用植物，是道家眼里的"九大仙草"之一，生长在海拔2600—4000米的高山砾石里。它有超强的抗恶劣环境能力，既能忍受高海拔地区的强烈阳光，又能挨过零下几十摄氏度的低温考验。然而，天山雪莲却不能在雪线以下，也就是我们认为的舒适环境里生长，所以天山雪莲的分布范围很小。更由于天山雪莲远在西域，生活在湖北的李时珍

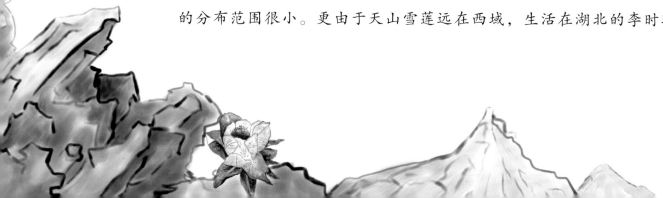

并不知道这种药材，后来清代的《本草纲目拾遗》才将其补上。而前面我们提到过的车前草，则广泛分布在我国大江南北，所以早在《诗经》中就有记载。由此可见，不同的物种有自己适宜的环境，想要找到药物，就需要了解其分布区。

分布区与主产区的不同

古人在本草书籍里记录的主要是药材的主产区，而不是分布区，并且随着时代的变化，主产区也可能会变化。比如巴豆是一味能让人迅速拉肚子的药物，自然分布区包括浙江南部、福建、江西、湖南、广东、海南、广西、贵州、四川和云南等省区，而本草著作中自古就只记载了四川，就连药材名字中的"巴"也是四川的意思。再比如阿胶本是用驴皮加工得到的产品，我国处处均可养驴，但阿胶产地却主要在山东的东阿县。那么，每一味药材的主产区又是怎么形成的呢？

道地药材

一个稳定的药物主产区必须包括两方面的要素：第一是当地生产的药材能够持续被医生们认可，第二是该地生产的药材能够持续供应市场。如果是野生资源，必须要充足，并且有人去采挖；如果是人工培育，必须要有药农愿意生产。古人在不断总结哪里有药材出产的同时，还对其中约200种药物总结出了哪些产地的质量最好，后世称其为"道地药材"。

李时珍认识到，"（药物）生产有南北，节气有早迟，根苗异收采，制造异法度"。不同地点的环境、气候、采收、加工都有不同，自然造就产地不同的药材之间的质量差异。所以《本草纲目》中用"最佳""为

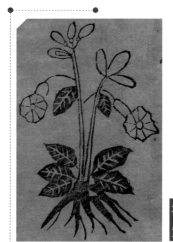

地黄

上""最胜""绝品""为良"等词来描述某种药物的道地产区。如记录地黄的产地，在秦汉时期产于陕西咸阳地区者"最佳"；到宋朝时产地东移到了陕西渭南，以此地出产者"为上"；而到了明代，则唯以怀庆地黄"为上"。怀庆相当于今天的河南省焦作市及周边地区，一直到今天仍然是地黄的道地产区，所产道地药材除了怀地黄，还有怀山药、怀牛膝和怀菊，被后人称作"四大怀药"。

李时珍在《本草纲目》里记载的道地药材还有很多，比如宁夏枸杞、东北五味子、浙江麦冬、苏州薄荷等等。

丝路上的药物

《本草纲目》里的药物并不都是我国的资源，还有很多来自国外。这些外来药物沿着陆上和海上丝绸之路来到中国，成为中国人的常用药物，如藏红花、丁香、肉桂、豆蔻、胡椒等。

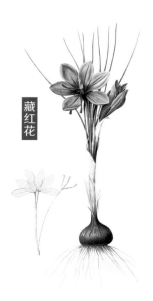

藏红花

世界上最贵的药用植物——藏红花

一听藏红花这个名字，可不要误认为是产自我国西藏。《本草纲目》记录这种药物产自"西番回回地面及天方国"，即中东地区的国家。藏红花也叫西红花、番红花，最早产自欧洲，后来在中东地区种植，伊朗成为主产地，因为从我国西藏进入中国，因而被取名为藏红花。藏红花是世界上最贵的药用植物，也是制作一些名贵食品时使用的香料，还是制造美容化妆品和染料的宝贵原料。有名的西班牙海鲜饭中就一定要放藏红花。

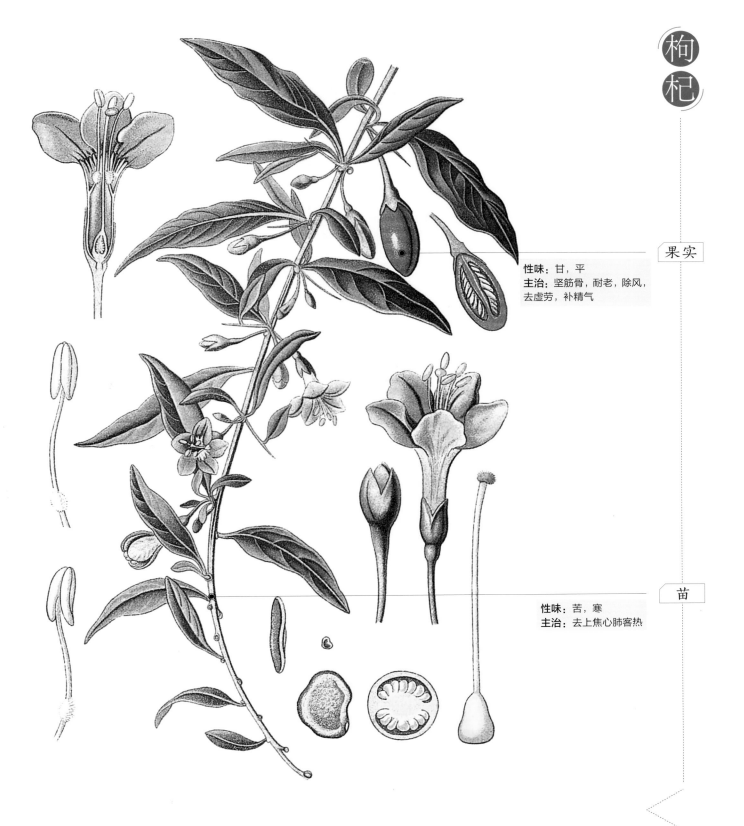

果实

性味：甘，平
主治：坚筋骨，耐老，除风，去虚劳，补精气

苗

性味：苦，寒
主治：去上焦心肺客热

【释名】时珍曰：枸、杞二树名。此物棘如枸之刺，茎如杞之条，故兼名之。
【集解】今陕之兰州、灵州、九原以西枸杞，并是大树，其叶厚根粗。河西及甘州者，其子圆如樱桃，曝干紧小少核，干亦红润甘美，味如葡萄，可作果食，异于他处者。

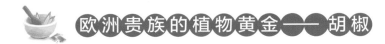 欧洲贵族的植物黄金——胡椒

　　胡椒既是调料又是药品，可以增进人的食欲、助消化、促发汗。通过《本草纲目》可知，在李时珍所处的时代，胡椒主要产于东南亚国家，在我国云南、海南也已经有种植。尽管如今的胡椒已经非常普遍，但在古代，胡椒却是奢侈品，尤其得到欧洲贵族的追捧，把拥有胡椒的数量作为财富的象征。为了获得胡椒，葡萄牙航海家更是开辟了印度新航线。

西方的万灵药——大黄

　　丝绸之路上的贸易，有进口，也就有出口。在李时珍生活的时代，丝绸之路上出口的主要商品早已不是丝绸，而是茶叶和一种药

丝绸之路

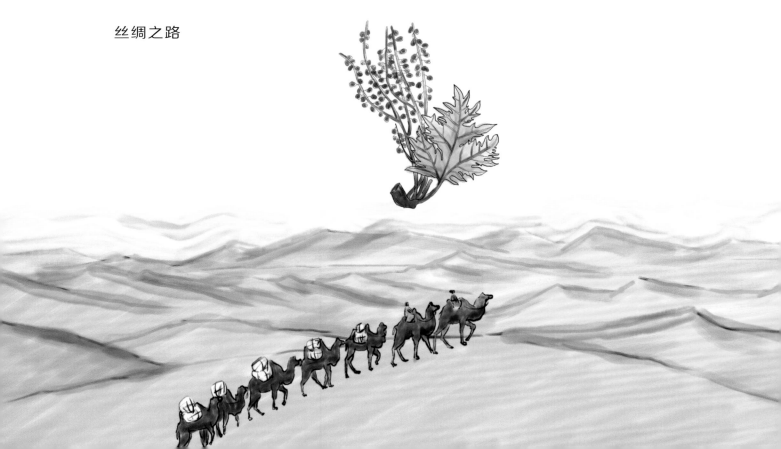

材。这种药材就是大黄，因为个头较大、颜色很黄而得名。中医们还给它取了一个别名叫将军，形容它的药效像将军一样迅速，能过关斩将，具有泻火、解毒、通便、活血化瘀、利胆退黄的功效。现代医学也证实大黄具有泻火、抗感染、利胆、止血等作用。

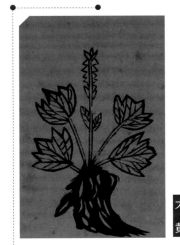

大黄

早在汉代时，大黄就通过丝绸之路被带到了西方，到 19 世纪已在西药中被称为"万灵药"。随着需求量剧增，大黄逐渐成为丝路上重要的货物。清朝政府还曾经分析，因为西方人以吃肉为主，容易上火便秘，吃大黄有利于泻火通便，又由于大黄的道地产区在我国青海、甘肃，其他地方引种难以成活，所以清朝政府就试图采用"以黄制夷"的政策，禁止大黄出口到西方，以此来制裁别国。

认识药物的火眼金睛

医生看病最希望的是药到病除，可除了医生的医术，药物的真假优劣同样会影响治病的效果。然而，药材多取材于生物的某一个部位，比如生长在地下的根部，辨识起来非常不易。再加上总有不良商贩的恶意造假，更增加了辨识的难度。《本草纲目》中论述了大量鉴别药物真假的方法，至今还在使用。

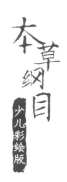

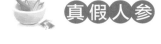

真假人参

人参是一味中国人熟知的名贵补药，产于东北，含有一种叫人参皂苷的化学物质，对调节人的中枢神经系统、强心、抗疲劳、调节代谢等有明显功效。由于人参的形状很像人，有头、手、身子及腿，更是被老百姓想象成具有神奇效果的神药，成为不法商贩重点伪造对象，利用沙参、桔梗形态也像人参的特点冒充人参。李时珍提出了简便的鉴定方法——

人参：质地坚实，断面有心（指有图案纹理），味甘而微带苦，有独特的余味。

沙参：质地疏松，断面没有心，味道很淡。

桔梗：质地也很坚实，也有心，但是味道很苦。

除了用其他药物冒充人参，李时珍还记录了明代另一种造假方法，是把已经煎煮过的人参，晒干后再次销售，称其为"汤参"。这种煎煮后的人参已经没有了药效，不能使用了。

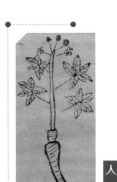

人参

沙参

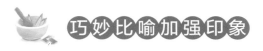

巧妙比喻加强印象

为了便于人们记忆、鉴别药物，《本草纲目》中还记载了一些关于药物形态的形象比喻。比如人参、桔梗、黄芪断面的图案叫作"金井玉阑"，形容断面外围的一圈白色，像白玉做的围栏，围绕着内部的黄色图案，就像是金色的井。类似的术语还有"蚯蚓头""紫地锦文""槟榔纹""菊花心"等。

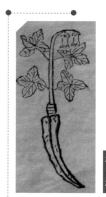

桔梗

经验妙招辨药材

除了通过外观特征来鉴别真假药材，《本草纲目》里还有其他妙招，如利用药物遇水或遇火时产生的物理、化学反应来区别真假。

秦皮入水有荧光：秦皮是木樨科植物，药用部位是树皮，将药材放到热水中浸泡，由于含有七叶树苷和七叶树素，在日光下可以看到碧蓝色的荧光，可以据此判定是正品秦皮。

牛黄的透甲本领：牛黄是牛的胆结石，很稀有，并且药用价值高，是最贵的动物类药材之一。将少量牛黄粉末，用水润湿后涂于指甲上，正品可使指甲呈现透明的黄色，很长时间都不会褪色，伪品则不能。

仅仅鉴别真假还不够，还要能识别出质量优劣，方能药到病除。因此，《本草纲目》也收载了药材质量优劣的标准，比如：甘草"以大径寸而结紧断纹者为佳"；当归以"头圆尾多色紫气香肥润者，名马尾归，最胜他处"；黄柏以"肉厚色深为佳"。

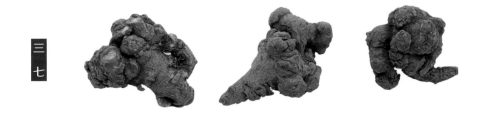 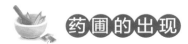

三七的蛛丝马迹

　　《本草纲目》里记录的药物识别方法，不仅为当时的药物鉴别提供了参考，还为后人分析古人用药提供了蛛丝马迹。比如前面提到过的三七，生长在云南，李时珍很可能并没见过这种植物的样子，但却根据自己看到的药材（药用植物三七的根及根茎），记录它"颇似人参之味"。同时，李时珍还对当时市面上另一种也被称作三七的药材进行了分析，认为是伪品。现代植物分类学认为，三七和人参都是五加科植物，难怪李时珍说三七与人参的气味很相似。

三七

药物的人工培育

药圃的出现

　　当古代医生治病需要的药物越来越多时，每次都到野外去采集，很不方便，于是就有了药圃。再发展到某一味药物全国需求量都很大时，规模化的产区就逐渐形成。

　　从编成于春秋时代的《诗经》里就可以看到关于药物栽培的内容。《本草纲目》里记录有人工培育的种类已近200种，内容涉及栽培时的土地选择、播种时期、栽种方法、浇水施肥等关键环节。

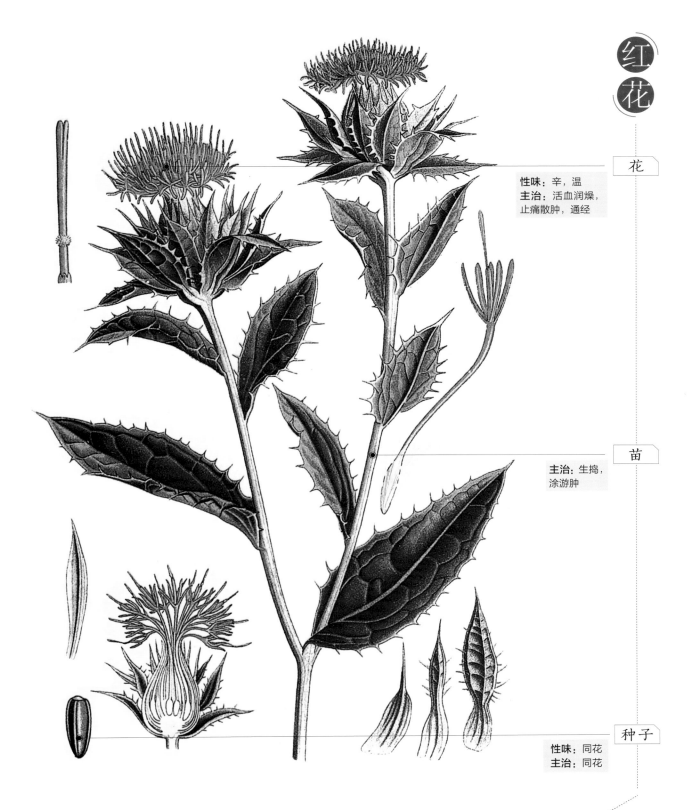

红花

花
性味：辛，温
主治：活血润燥，
止痛散肿，通经

苗
主治：生捣，
涂游肿

种子
性味：同花
主治：同花

【释名】其花红色，叶颇似蓝，故有蓝名。

【集解】红花，二月、八月、十二月皆可以下种，雨后布子，如种麻法。初生嫩叶、苗，亦可食。其叶如小蓟叶。至五月开花，如大蓟花而红色。侵晨采花捣熟，以水淘，布袋绞去黄汁又捣，以酸粟米泔清又淘，又绞袋去汁，以青蒿覆一宿，晒干。或捏成薄饼，阴干收之。入药搓碎用。其子五月收采，淘净捣碎煎汁，入醋，拌蔬食，极肥美。又可为车脂及烛。

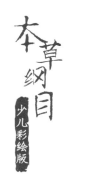

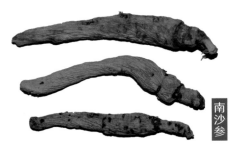

南沙参

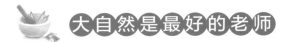
大自然是最好的老师

人们通过观察动植物在野生环境下喜欢生长在什么地方来总结经验，可以用于指导人工繁殖时选择适宜的环境。因此，李时珍在《本草纲目》中大量关于药物生长环境的描写，成为人们发展人工栽培的好帮手。如沙参喜欢长在沙地，《本草纲目》里记载沙参长在沙地时根部又长又大，而在黄土地里则又短又小，质量不如沙土地；槟榔性不耐霜，不能种在北方，只能在海南种植；佛甲草怕积水，多长在石头上，所以人们将它多栽于石山瓦墙上。

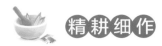
精耕细作

选好地点对于栽培来说只是迈出了成功的第一步，适宜的技术才是丰收的关键。《本草纲目》中按照生产的时间顺序，记述了很多种植物的关键生产技术，比如：种植附子时需要先耕地五六遍，再施猪粪，有利于高产；种植地黄时，采用塔形起坛的方法种植，可以防止积水，并且采挖时不会弄伤根皮，避免因根皮受伤而发生病变；种植桑树时，采用压条种植的方法可以比用种子繁殖更快收获，或者嫁接到构树上，利用构树发达的营养传送系统，可以使桑树长得更大。

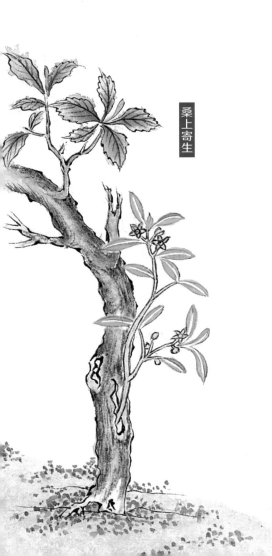

桑上寄生

技术带来的喜与愁

　　从《本草纲目》里丰富的药物栽培技术可知，发展到明代时，人们已经积累了不少经验，使大量的野生药物通过人工栽培提高了产量，改进了品质，但李时珍注意到，隐患也随之而来了。

　　一些药用植物经人工栽培后，产量虽然提高了，但药用功效却有所降低。这是至今都还困扰人们的问题。李时珍总结了存在问题的品种，比如山药，他提出入药最好用野生山药，人工种植的适宜当作食材。

花王与花相

　　牡丹和芍药被中国人誉为花王和花相，因花大而富丽，很早就被古人用于观赏，同时也作药用。在唐宋时期受到人们疯狂的喜爱，新品种因此层出不穷，北宋时期的欧阳修就惊呼"四十年间花百变"。我们可以想象，那么多的观赏品种被培育出来，人们都可以在自家庭院里种植，难免流入药房。当时的医生们也一定用过这些观赏品种作为药材，逐渐发现药效不如从前。李时珍分析认为，这些观赏品种为了追求地上部分的繁盛，势必导致药用的地下部分能量被消耗，因此这些用于观赏的新奇种类的药用价值不如简单的"红白单瓣者"。正是因为有了古代医学家的发现和劝告，现代栽培的药用牡丹和芍药都是单瓣花型的品种。

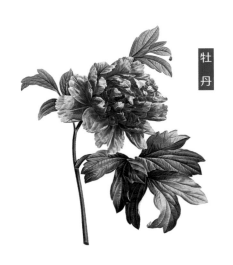

牡丹

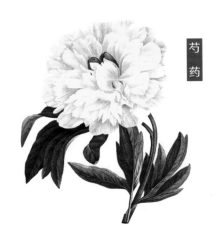

芍药

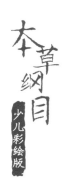

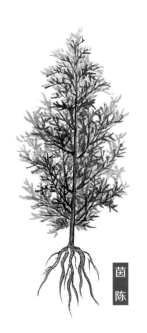
茵陈

采收的时机

前面说到选好适宜的土地和技术是药物生产的关键，而采收的时机就是最后的一步。如若没有把握好这个时机，可就前功尽弃了。

"三月茵陈四月蒿，五月六月当柴烧"这句民间谚语很好地说明了采收时机的重要性。其意思是说，茵陈在三月时采收药效最佳，如果等到四月就长成了蒿草，无法使用，再等到五月六月，就只有当柴烧的份儿了。

药物的采收有一定规律可循

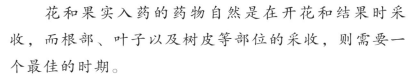

花和果实入药的药物自然是在开花和结果时采收，而根部、叶子以及树皮等部位的采收，则需要一个最佳的时期。

《本草纲目》里说到，以根部入药的药材，多以农历二月和八月采收最好，也就是春秋两季，且春季宜早，秋季宜晚。因为过了阳春三月，万物已经复苏，植物的新芽已经长成，根部的营养已经被新芽吸收，影响根部质量。如果是农历七月采收，正值夏末，地上的叶子还没有完全枯萎，营养还没有回流到根部，所以同样不好。比如具有清热泻火作用的药材天花粉（栝楼的根），"秋后掘者结实有粉。夏月掘者有筋无粉，不堪用"。

以此类推，全草和叶子入药的药材则多在植株茂盛，但没有因为开花而消耗养分时进行采收。以树皮入药的，通常在植物体内浆液充沛的春、夏季节采收，而且此时树皮容易剥离。

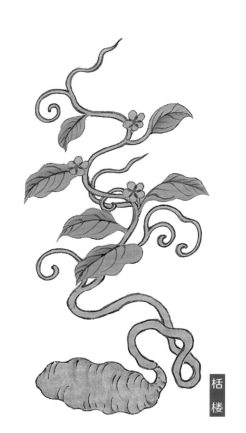
栝楼

🍵 东方自然神木

桑树又被称为"东方自然神木",其叶子是蚕宝宝的美食,其枝条、叶子、果实、根皮都可以作为药物使用。我们就以桑树为例,说说不同部位的采收时机,这里有常规的时机,也有例外。

桑枝:是桑树的嫩枝,可以用于治疗肩臂、关节酸痛麻木,在春季时开始生长,至夏天到来前停止长大,随后营养都要用于叶子和花果的生长,因此采收时机在春末,夏天到来之前。

桑葚:桑葚是桑树的果实,具有滋补作用,采收期在夏天果实变红成熟时。

桑白皮:为桑树的根皮,具有治疗咳嗽和利尿、消除肌肤浮肿的作用。冬季是植物营养回流根部的时机,因此冬天采挖桑白皮最好。

桑叶:按照规律,叶类药材多在植株茂盛时期采收,而桑叶是个特例。桑叶可以治疗肺热咳嗽,在茂盛时采集只是用作蚕宝宝的食物。药用效果最佳的桑叶却要在霜降节气后采收。《本草纲目》里记载,桑叶在霜降后采收的叫"神仙叶",是说经过低温刺激后的桑叶更好,历代医生专称其为"霜桑叶"。现代研究也证实,在霜降后,桑叶内的有毒类物质生物碱含量降低,而药用物质黄酮类成分含量会增加。

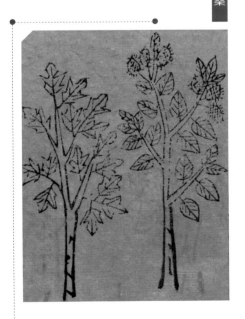

古人留下了宝贵的资料,后人也并没有就此停步不前,对于药物采收时机的把握越来越精确。例如《本草纲目》记载金银花在农历三四月开花,适宜在四月采收。现在,金银花已经可以每年开多次花,并且有研究证明,在每朵金银花的生命周期中,花蕾的质量远比盛开的花朵好,而且,清晨时采收的质量会好于其他时间的。

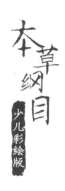

药 物 的 加 工

植物也要出出汗

　　药物的采收时机只是一年中短暂的一段时间，为了让全年都有药物可用，自然要让药物能够保存更长的时间，干燥就成为必不可少的手段，这里面的奥秘也不少。

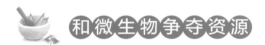

和微生物争夺资源

　　为什么没有干燥的食物容易发霉变质，而干燥后则容易保存？这与微生物有直接关系。在我们生活的环境中，到处布满了肉眼看不到的微生物。食物中有水分时，给微生物的繁殖提供了宝贵的环境，微生物会聚集并迅速繁殖，不仅吞食食物里的养分，还释放有毒物质，人们称之为发霉。快速除去食物中的水分，就可以避免微生物繁殖。但实际上，干燥的作用远不止于此。

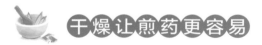

干燥让煎药更容易

　　植物是由大量细胞构成的，植物干燥后细胞会变形、破裂和分离。当我们再进行药物煎煮时，水分会更容易进入细胞，将我们需要的药用物质溶解出来。

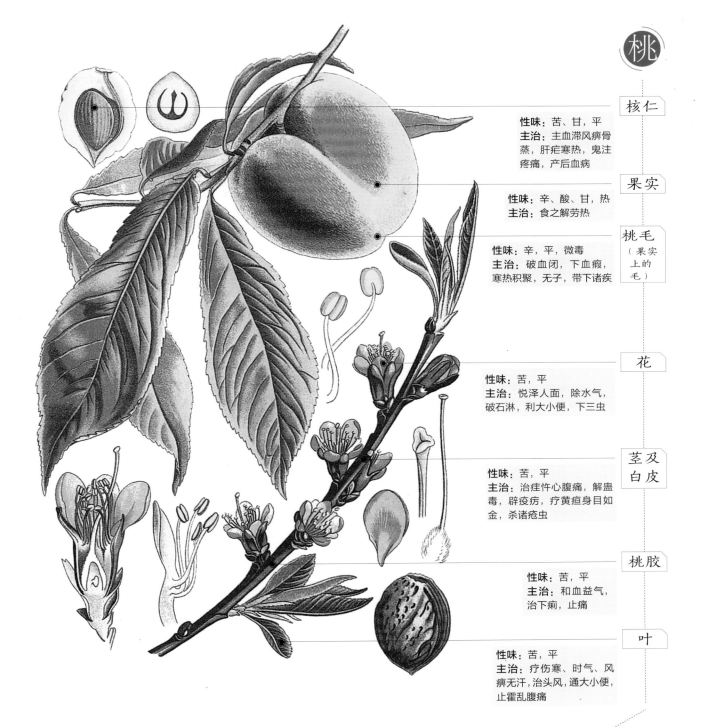

核仁

性味：苦、甘，平
主治：主血滞风痹骨
蒸，肝疟寒热，鬼注
疼痛，产后血病

果实

性味：辛、酸、甘，热
主治：食之解劳热

桃毛
（果实
上的
毛）

性味：辛，平，微毒
主治：破血闭，下血瘕，
寒热积聚，无子，带下诸疾

花

性味：苦，平
主治：悦泽人面，除水气，
破石淋，利大小便，下三虫

茎及
白皮

性味：苦，平
主治：治痃忤心腹痛，解蛊
毒，辟疫疠，疗黄疸身目如
金，杀诸疮虫

桃胶

性味：苦，平
主治：和血益气，
治下痢，止痛

叶

性味：苦，平
主治：疗伤寒、时气、风
痹无汗，治头风，通大小便，
止霍乱腹痛

【释名】桃性早花，易植而子繁，故字从木、兆。十亿曰兆，言其多也。或云从兆谐声也。

【集解】桃品甚多，易于栽种，且早结实。五年宜以刀劙（lí）其皮，出其脂液，则多延数年。
其花有红、紫、白、千叶、二色之殊，其实有红桃、绯桃、碧桃、缃桃、白桃、乌桃、金
桃、银桃、胭脂桃，皆以色名者也。有绵桃、油桃、御桃、方桃、匾桃、偏核桃，皆以形名
者也。有五月早桃、十月冬桃、秋桃、霜桃，皆以时名者也。并可供食。惟山中毛桃，即
《尔雅》所谓榹（sì）桃者，小而多毛，核粘味恶。其仁充满多脂，可入药用，盖外不足者内
有余也。冬桃一名西王母桃，一名仙人桃，即昆仑桃，形如栝（guā）楼，表里彻赤，得霜始
熟。方桃形微方。匾桃出南番，形匾肉涩，核状如盒，其仁甘美。番人珍之，名波淡树，树
甚高大。偏核桃出波斯，形薄而尖，头偏，状如半月，其仁酷似新罗松子，可食，性热。

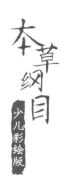

选对干燥方法

干燥对于药物来说可不止前面提到的两种好处，一些药材在干燥的过程中，内部的化学物质还会发生变化，产生真正有用的药用物质。

最简单又廉价的干燥方法就是日晒，在晾晒过程中，还有紫外线来帮忙杀菌。不过，不是所有的药物都喜欢这样的方法。

不宜见光的挥发油

挥发油是一类重要的药用物质，在生活中随处可见，比如藿香正气水里的藿香油，香水里的玫瑰精油，口香糖里的薄荷油，以及人们从八角、丁香、孜然等调料里面闻到的香味。由于挥发油具有挥发性，如果利用太阳晒干，挥发油可随水蒸气蒸馏出来，会因为温度和水分蒸发太快而被带走，从而影响药效。所以，含有挥发油的药物，只能采用低温干燥的办法，比如阴干、冷冻干燥、真空干燥等。

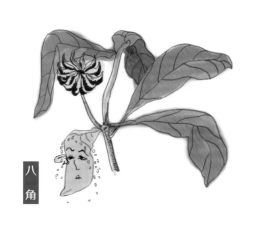

八角

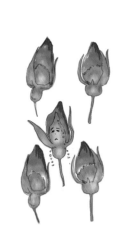

玫瑰

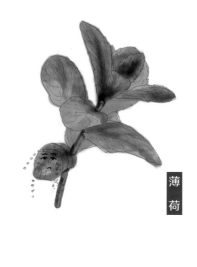

薄荷

需要"发汗"的大药材

　　一些较大的药材，在晒干或者烘干时，往往由于表面的水分先蒸发，表面结构收紧，像关上了大门，内部的水分不能再蒸发，因此无法实现全部干燥。古人想出了给它们"发汗"的办法，比如药材茯苓，晾晒到表面干燥后，堆在一起，由于温度整体升高，靠近中心的水分迁移到外侧，直到水分均匀分布在药材中，再打开进行晾晒，反复几次才能全部干燥。因为在堆放的过程中，温度较高，和外界接触的地方会因为温度差而结成水滴，像是人在出汗，所以人们把这个方法称为"发汗"。

药物的厨房

　　古代的药铺多是"前店后厂"的格局，医生坐在外面的药铺里看病，后面就是药物的加工场地。这里的加工，《本草纲目》里叫作"修治"，现代叫作炮制。那么，已经都干燥好了的药物，为什么还需要加工呢？如果把患者使用的药物比作一道美食，炮制就好比食材从产地到餐桌，中间还要进入厨房加工。炮制的场所也就是"药物的厨房"。

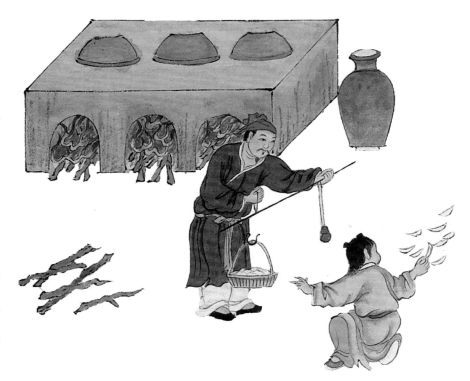

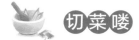

切菜喽

厨房里制作美食的过程，首先是洗菜，然后切成大小适合的形状，再进行蒸、煮、炒、炸等加工，中间还要加些调料，最后出锅端上桌子。药物也同样，在经过清洗后，首先就是要切成不同的形状。切菜是为了能够盛到碗里，让每个部位都能接触到佐料，让菜肴熟得更快。药物的切制也类似。

古代的药物计量单位

随着医术的进步，医生用药的剂量越来越精确，从开始用"把""束""撮""粒"等不确定单位，逐渐演变到用"钱"作为主要的药物用量单位。李时珍将明代以前的重量进行换算，在《本草纲目》中记载"今古异制，古之一两，今用一钱可也"。意思是说，明代以前的一两等于明代时的一钱。

那么明代时的一钱又是现代的多重呢？"钱"这个重量单位最早源于唐朝初期，朝廷发行了"开元通宝"钱币，规定每枚重两铢四累，约为4克，十枚钱币为一两。民间逐渐流行把一枚钱币的重量叫作一钱。也就是说，一服中药方剂中，每味药物的重量多数在 10 克左右，想要准确地称出 10 克左右的重量，自然需要先将药物切小喽。

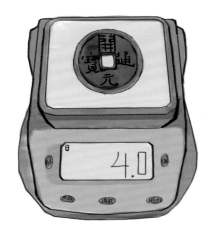

表面积越大，溶出率越高

要想从药材中获取药用物质，古人常用的手段是用水煎煮，其原理是用水与药物接触，水进入药物的内部，溶解有效成分，再将有效成分带出到外部的水中。这个过程中，水和药物的接触面积越大，药物有效成分被煎出的效率就越高。

试想一下，一个完整的物体，体积不变的情况下，如果被切成两半，表面积就会增加，再被切小，表面积就会更大。所以，将药物切小，除了便于称量，更有利于煎药时获得更多的有效成分。对于不同类型的药物，切法可以不同，比如草本植物的地上茎可以切成段，地下的大块根可以切成块、丁或片。

李时珍故乡的特产——蕲艾

针灸是中国特有的治疗疾病的手段，是一种"内病外治"的医术。针灸由"针"和"灸"组成，针是指用针刺激穴位，而灸是用药物燃烧来刺激穴位。艾叶就是最常用于灸的草药。但艾叶在用于灸之前，却并不能仅用切的方法处理。

《本草纲目》记载，艾叶可以"治百种病邪"，"以蕲州者为胜"。加工方法是"拣取净叶，扬去尘屑，入石臼内木杵捣熟，罗去渣滓，取白者再捣，至柔烂如绵为度。用时焙燥，则灸火得力"。加工的核心是"捣"，就是将艾叶放到容器中，用木棒捶打，直到像丝绵一样柔软。捣烂后的艾叶被称作艾绒，由于去掉了较粗的纤维，留下柔软的部分更容易燃烧，并且在捣的过程中使可燃气体挥发走了，还不会产生火焰，使其在灸的时候不会伤到人的肌肤。

所以，想要获得合适的药物，光凭切功可不行，加工艾叶要用"捣法"，加工坚硬的三七要采用"研末法"，加工天麻要用锉刀"锉"等。

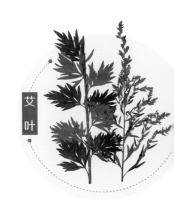

艾叶

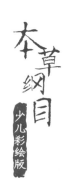

水的妙用

　　水是厨房里必不可少的东西。然而，药物厨房里对于水的利用可比普通厨房多。水在药物的加工过程中，除了可以用来清洗药物，还能渗透软化药物，使其便于切制；借助水的溶解和分解能力，可以起到减毒增效的作用。

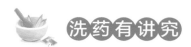
洗药有讲究

　　药物之所以能治疗疾病，是因为含有药用物质，而这些物质的性质各有不同。有的极易溶于水，在清洗药物，以及切药前用水软化的时候，这些有效物质都有可能被水带走，药效会大大降低。所以，这需要对每种药物用水的时间及用水的量区别对待。《本草纲目》中用"浸""泡""漂"等方法，再加上操作时间，表达了对不同药物区别处理的观点。"浸"是指用少量的水，"泡"则是相对多的水，"漂"是指不但用水，还要让水晃动、震荡。

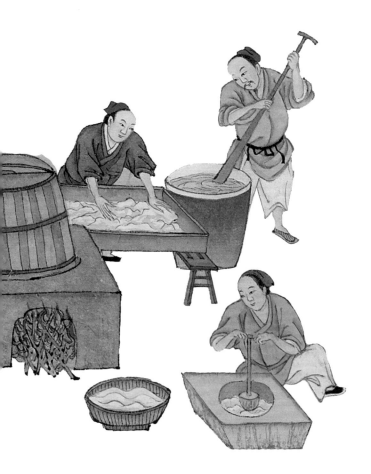

怕水的苷类

　　苷类成分，是由糖或糖的衍生物与另一类非糖物质（称作苷元或配糖体）结合形成的化合物，人参的有效物质人参皂苷、益母草所含的强心苷、芍药中的芍药苷都是苷类成分。苷类成分多数易溶于水，所以在清洗时必须快速。

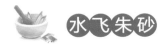 水飞朱砂

当面对坚硬的矿物类药物时，润、切、捣等方式都派不上用场了，古人发明了"水飞"的方法，不仅可以清洁和粉碎矿物，还能去除有毒的成分。

朱砂，别名辰砂、丹砂、赤丹等，是硫化汞的矿石，具有镇静、催眠、抗惊厥等药用价值，还是炼汞的主要原料。朱砂的主要成分为硫化汞（化学式 HgS），杂质主要是游离汞和可溶性汞盐，后者毒性极大，为朱砂中的主要毒性成分。研磨水飞法可让毒性成分溶解到水中被滤去，使朱砂毒性大大减小。

水飞法是利用粗细粉末在水中悬浮性不同的原理，将不溶于水的矿物类药物反复研磨成极细粉末的方法。操作时将药物适当破碎，放到乳钵中或其他容器中，加入适量清水，研磨成糊状，再加入较多的水搅拌，较重的大颗粒会先下沉，这时倒出混悬液，再继续研磨下沉的大颗粒，这样反复操作，直到研磨成细末为止。最后将不能混悬的杂质去掉，将全部倾出的混悬液合并静置，待沉淀后，倒去上面的清水，剩下的沉淀物干燥后研磨成极细粉末留用。

火的威力

药物厨房里少不了用火，但却不是用火把药物变熟。《本草纲目》里火的使用方法包括炒、炙、煅、爆、炮、炼等，主要目的是让药物干燥，变得松脆、焦黄或者炭化，使其中的成分发生变化，治疗的疾病也随之改变。

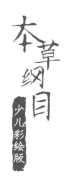

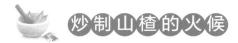

炒制山楂的火候

山楂酸甜，不仅是做糖葫芦的最佳材料，更是消食健胃、行气散瘀的好药材。古人用不同程度的火候炒制山楂，分别得到炒山楂、焦山楂和山楂炭三种药材。看名字就知道越炒越黑，味道则越来越苦，那么它们的作用分别是什么呢？

山楂内主要含有黄酮类和有机酸类成分，微炒后黄酮含量变化不大，有机酸含量减少较多，在治疗积食时可以降低山楂酸味对胃部的刺激；当炒焦、炒炭后黄酮和有机酸含量都大幅度降低，山楂的消食作用也就所剩无几，留下具有强烈吸附作用的活性炭，起到止血、止泻的作用。

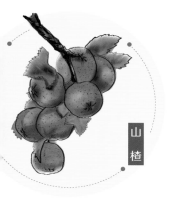

山楂

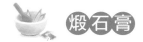

煅石膏

遇到坚硬的矿石，炒制法就行不通了，毕竟在锅里炒石头还是很有难度的，所以只能采用煅法，就是直接放到火中去烧。中药里生石膏是一种含结晶水的矿物质，具有清热泻火、除烦止痛等药理作用。《本草纲目》记载"近人因其性寒，火煅过用"，是说人们因为石膏的清热作用太强，就将其用火烧后再使用。在煅制的过程中，结晶水在高温作用下变成水蒸气蒸发，成分变为无水硫酸钙，结构的改变使其质地变得疏松，易碾成粉，治疗作用也由清热泻火变为收敛、止血、生肌等。

特别注意，不是所有的矿石药物都适合用煅法来加工，雄黄就是例外。雄黄主要含有的硫化砷，如果用火煅烧，就会发生氧化作用，生成剧毒的砒霜，所以雄黄只能用水飞的方法加工。

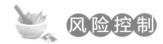 风险控制

火可以让药物的成分发生改变，从而改变疗效，也可以利用火来减少毒性物质的含量，对药物进行安全风险控制。

例如巴豆，含有毒性球蛋白，可溶解红细胞，并有剧烈致泻作用。用火加热后，可使毒性球蛋白变性，降低毒性风险。

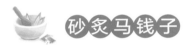 砂炙马钱子

马钱子是马钱科植物马钱子的干燥成熟的种子，具有治疗风湿疼痛、跌仆损伤及类风湿性关节炎的作用。主要含有番木鳖碱（士的宁）和马钱子碱，虽有药用成分，更是剧毒物质，口服30毫克就能致命。古人将生的马钱子放到炒热的砂子中烫，可以促使其所含的番木鳖碱和马钱子碱受热发生大量转化，变为无毒的异型结构和氮氧化合物。

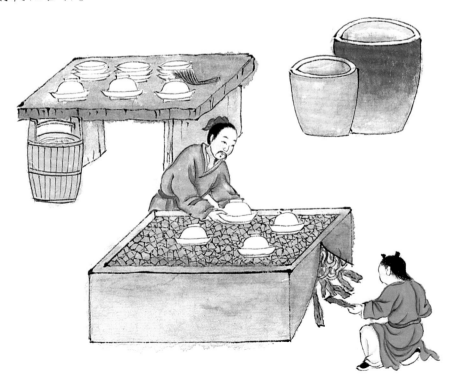

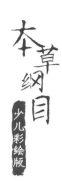

水火共用

在厨房里水火共用的方法主要是蒸和煮。对药物采用这些方法，主要的作用是改变药物的功能，减小毒性。

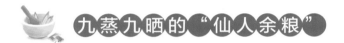

九蒸九晒的"仙人余粮"

黄精是一种百合科的药材，古人发现它可以作为食物，并且具有补益身体的作用，所以又称之为"仙人余粮"。现代研究证实其具有抗缺氧、抗疲劳、抗衰老等作用。然而，生吃黄精会"刺人咽喉"，就连接触到皮肤都会产生瘙痒的感觉，所以需要九蒸九晒后才能服用。这是因为黄精中含有的黏液质具有刺激性作用，而经过反复蒸晒后可以使其分解，降低刺激性副作用。在降低副作用的同时，能够溶于水或醇的物质反而增加，增强了补益身体的作用。

加热水解减乌头毒性

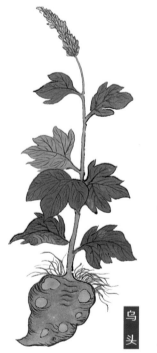

乌头

乌头是毛茛科植物川乌的块根，因为形状像乌的头而得名，有名的功效是做镇静剂，用于治疗风湿神经痛。乌头也是含有剧毒的药物，所含主要毒素为双酯型二萜类生物碱，包括乌头碱、中乌头碱和次乌头碱等。这类化合物遇热易被水解，其中的乙酰基水解时，失去一分子醋酸，得到单酯型乌头碱，使以上三种成分相应地变为苯甲酰乌头碱、苯甲酰中乌头碱和苯甲酰次乌头碱，毒性为双酯型生物碱的1/500—1/200。若继续水解苯甲酰基，失去一分子苯甲酸，生成乌头原碱，成分则相应地变为乌头胺、中乌头胺和次乌头胺，其毒性仅为双酯型乌头碱的1/5000—1/2000，可达减毒的目的。

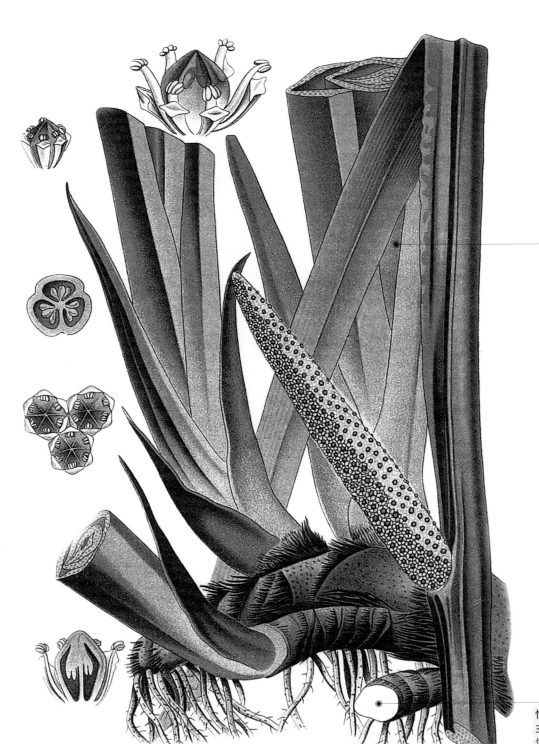

叶

主治：洗疥、大风疮

根

性味：辛，温
主治：治中恶卒死，客
忤癫痫，下血崩中，安胎
漏，散痈（yōng）肿。捣
汁服，解巴豆、大戟毒

【释名】菖蒲，乃蒲类之昌盛者，故曰菖蒲。

【集解】菖蒲凡五种：生于池泽，蒲叶肥，根高二三尺者，泥菖蒲，白菖也；生于溪涧，蒲叶瘦，根高二三尺者，水菖蒲，溪荪也；生于水石之间，叶有剑脊，瘦根密节，高尺余者，石菖蒲也；人家以砂栽之一年，至春剪洗，愈剪愈细，高四五寸，叶如韭，根如匙柄粗者，亦石菖蒲也；甚则根长二三分，叶长寸许，谓之钱蒲是矣。服食入药须用二种石菖蒲，余皆不堪。此草新旧相代，四时常青。

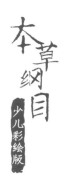

给药材加点调料

炒菜当然少不了调料，在药物的厨房里，盐、醋、姜、酒、蜂蜜是常用的调料，还有诸如胆汁、甘草汁、黑豆汁、白矾等不常听说的原料。加入调料，不是为了提升药物的口感，而主要是为了减毒性和增药效。

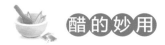 醋的妙用

延胡索

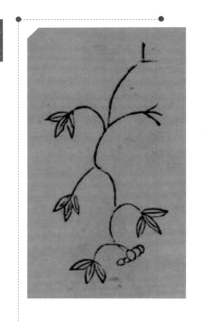

罂粟科植物延胡索的干燥块茎是一味药材，具有活血、利气、止痛的功效，李时珍称赞其"专治一身上下诸痛，用之中的，妙不可言"。在炮制时，用泡、煮等方式使醋进入到延胡索内部，就能使药用成分在煎药时更容易溶出，提升止痛等功效。

而对于另外一些药物来说，用醋炮制却不是为了促使药用成分溶出，比如虎耳草科植物常山的根，主要药用成分是常山碱，常用于治疗疟疾。然而古人很早就发现，吃了常山会导致人呕吐。因此采用酒、醋来加工，可以减少常山碱的含量，消除呕吐的副作用，并且还能保持治疗疟疾的功能。

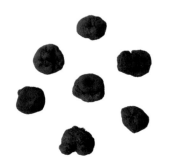

天南星和半夏的多种炮制方法

天南星和半夏都是天南星科的根茎类药材，都是临床上常用的燥湿化痰药物。《本草纲目》中记载两种药物都具有毒性。口服或咀嚼天南星或半夏后，轻者产生强烈的麻辣刺激感，严重的会出现红肿、水肿，甚至死亡。现代研究表明，二者的毒性可能是源于含有的草酸钙针晶具有物理性刺激作用，以及所含凝集素蛋白的毒性。《本草纲目》中记载了多种可用于减小二者毒性的辅料，包括姜、白矾、胆汁和酒等。此外，甘草也经常被用来减轻药物毒性。

姜对于我们来说再熟悉不过，所含的姜辣素虽然不能破坏天南星和半夏中的毒性成分，但却能抑制因为二者的刺激作用而产生的多种炎症，间接起到减小毒性的作用。

白矾是一种用矿物明矾石加工提炼而成的结晶，所含的铝离子可以与草酸钙针晶中的草酸结合成草酸铝络合物，促使针晶结构被破坏；铝离子胶体还能将凝集素蛋白溶解，使凝集素蛋白的肽序列发生改变，蛋白质结构被破坏，从而降低毒性。

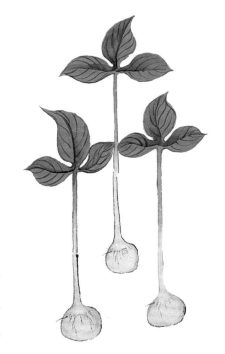

甘草因为味道甘甜而得名。甘草是中药中最常用的药物，有"十方九草"的说法，因此被称作药物中的"国老"。《本草纲目》中认为其能"解百药毒"，所含成分可以与毒性物质发生反应而解毒，也可直接在人体内减轻中毒症状。

半夏

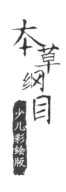
古 代 医 术 的 基 本 原 理

《本草纲目》是一本介绍药物的书，关键知识在于这些药物能治什么病，而想要看懂这部书，就需要先了解一下中国传统医术里的基本原理。

古人的健康观

健康是自古以来人们都非常关心的问题，也是医学中的核心问题。医学理论典籍《黄帝内经》是我国传统医学四大经典著作之一[①]。该书大约成书于先秦至西汉年间，是我国医学宝库中现存成书最早的一部医学典籍。它是研究人的生理学、病理学、诊断学、治疗原则和药物学的医学巨著，在理论上建立了"阴阳学说""五行学说""脉象学说""藏象学说"等。其中，阴阳学说代表了古人对于健康的深刻理解，也是中医治病救人的核心原理。

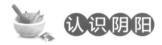

认识阴阳

大家可不要认为阴阳是封建迷信。阴阳是古人认识自然的一种思维方式，分别代表了自然界相互关联的事物或现象的对立双方，比如：水和火，水为阴，火为阳；物体的上方为阳，下方为阴；白天为阳，夜晚为阴。

阴阳不是绝对的，而是相对的，阴阳可以再分出更小单位的阴阳，比如白天相对于晚上是阳，那么上午和下午就分别是阳中

---

① 我国传统医学四大经典著作为《黄帝内经》《难经》《伤寒杂病论》和《神农本草经》。

的阳和阴。阴阳还可以互相转化，比如水相对于蒸汽，水为阴，蒸汽为阳，水可以受热变为蒸汽，蒸汽可以遇冷再变为水。

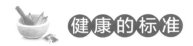

阴阳属性及分类

属性	空间	时间	季节	温度	湿度	重量	亮度	状态
阳	上、外	白天	春夏	温热	干燥	轻	明亮	上升、运动、兴奋、亢奋
阴	下、内	夜晚	秋冬	寒凉	湿润	重	晦暗	下降、静止、抑制、衰退

健康的标准

古人认为人体是处于各种阴阳动态平衡的有机的整体。例如人体缺少了代表阴的水，体内的阳就相对于阴更多，就会表现出代表阳的热病，出现发热口渴等特征。当喝水补充了阴后，人就不再觉得热了。生病就是人体的阴阳之间不再平衡，不是阳多，就是阴多，体现出不同的症状。

如果阴阳中其中一方多了，另一方不变，就会出现阳盛则热或者阴盛则寒的现象；阴阳中一方少了，另一方虽然不变，但相对而言更多，则会出现阴虚则热或者阳虚则寒的现象；如果这种不平衡持续发展下去，最终会导致阴阳两方都受到损伤。

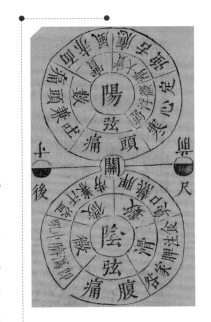

《黄帝内经》里将"阴平阳秘"作为人体稳定的状态，即是健康的状态。调整人体以达到平衡与和谐状态，即阴阳平衡，成为中医学的根本治疗总则。

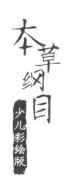

木火土金水是什么

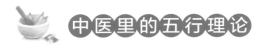

中国传统医学中，五行是和阴阳一样重要的基本理论。五行指木火土金水，在医学里不是具体的物质，而是代表了五种功能属性，也就是各种阴阳的五种状态。

当阳处在生的状态叫作木，在长的状态叫作火，在收的状态叫作金，在藏的状态叫作水，而生长与收藏的转换过程叫作土。万物在四季中春生、夏长、秋收、冬藏，再加上一个长夏的转变，分别对应了木、火、金、水、土五行的特性。古人运用五行的原理，在医学上用于将人体的组成、不同部位的功能、生病后不同的表现等都分为这五种属性。

我们以木为例说说五行的属性。在五行中，木代表生发，喜欢顺畅。古人认为在人的五脏里，肝符合木的特性。当人遇到不顺畅、让人生气的事情时，就会红着眼睛，发怒生气，大声呼叫，严重时会导致中风，所以将肝、目、怒、呼、风等属性联系到一起。

五行属性及对应事物分类

五行	属性	事物分类				
		五脏	五官	情志	五声	五气
木	生长、升发	肝	目	怒	呼	风
火	发热、温暖、向上	心	舌	喜	笑	暑
土	载物、生化	脾	口	思	歌	湿
金	能柔能刚、变革、肃杀	肺	鼻	悲	哭	燥
水	滋润、向下、闭藏	肾	耳	恐	呻	寒

相生相克的五行

大多数人都知道钻木取火，木可以在摩擦力的作用下产生火，木对于火来说就是相生的关系；而成语水火不容、水来土掩体现了五行中的相克关系。五行之间木生火，火生土，土生金，金生水；木克土，土克水，水克火，火克金，金克木。

我国传统医学运用五行的原理，分析人为什么在生气后会不想吃饭，是因为生气导致肝克制了控制食欲的脾（木克土）；当人持续生气的状态不能解决，肝气郁结，原本藏血供养心的功能（木生火）就会受到影响，心火跟着也来了，舌头上就会长疮（木为火之母，母病传子）。

古人利用观察到的现象，将具有不同属性的事物联系在一起，创造了阴阳、五行等理论，运用在医学上，历经了 2000 多年的实践和发展，形成当今独特的医疗理论体系，大量的治病经验被历代证实是有效的。阴阳、五行作为古代认识自然的思维方法，相对于更早的巫术而言是中国古代科学的进步，尽管很多相关理论尚无法被现代科学的实验技术所证实，但是对其了解和继承，可以为科学的发展提供启示和不同的思路。

人为什么会生病

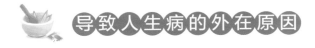

导致人生病的外在原因

前面我们已经讲过，人生病就是人体的阴阳平衡被打破，那导致平衡被破坏的原因是什么呢？中医分析根源有三类，分别是外因、内因和不内外因。我们一起来看看具体都是哪些。

导致人们生病的"**外因**"一共有六类，分别是风、寒、暑、湿、燥、火六种邪气，总称为"六淫"。六种邪气同样不是指具体的事物，而是具有不同特性的六种外在的自然环境。比如人体由于某种原因而出现了收缩、战栗、凝滞的现象，这和人在受到寒冷时表现出来的特点很像，中医就将这种原因称为寒邪。

"六淫"存在于自然环境中，当人体健康、免疫力强时，可以和人正常共处。但当环境变化较快，人体无法快速适应时，邪气就会进入人体引起疾病。这就是为什么屋外刮风时，大人们总让小孩穿好衣服才能出门，以免受风。

导致人生病的内在原因和其他原因

看完外在的六种原因，再来看看"**内因**"，它包括饮食、情志和劳逸三种。

现在的人用"吃喝"代替古代的"饮食"，吃喝是人生存的基本需求，吃得太多易引起消化不良，吃得太少会营养不良，吃得不对更能引发疾病。病从口入的道理大家从小就知道，吃了不干净的食物，不仅仅可能让人拉肚子，还可能引起更严重的疾病，比如通过口腔传染的病毒性肝炎。

"情志"也可以叫作情绪，不仅仅是愤怒、哀伤、惊恐等负面情绪会导致人生病，欢喜过度和思念过度同样也会影响人体健康。初中语文课本里《范进中举》的故事就是典型的例子，范进参加过多年的科举考试，总是不中，而终于中了举人那天，竟高兴得突然疯了。

"劳逸"中的劳是指高强度的体力或者脑力劳动，而逸是指过度安逸，不劳动，也不运动。当人体过度劳累时，转化营养的速度赶不上消耗付出的速度，就会导致阴阳平衡被打破；而过度安逸，则会使气血运行不畅，也会引发疾病。

"不内外因"是对导致人生病的其他因素的概括，例如偶然发生的外伤，被蛇咬伤等。

知道了让我们生病的原因，我们就知道了应该如何避免诱发疾病的因素，保持身体健康。

药物的"四气五味"

《本草纲目》作为一部药物学著作，对于医学理论并没有进行长篇大论，而是将重点放到如何用药上，所以在52卷的布局中，仅在前4卷序例中简单介绍了药物为什么能治病。

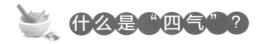 什么是"四气"？

现代研究认为药物含有治疗疾病的化学成分，能够作用于人体的疾病靶点，起到治病的作用。古人可不懂化学，而是将药物治病的原因归为具有的特殊性能。"四气"就是药物最基本的性能。

所谓"四气"，指寒、热、温、凉。其中热和温是不同程度的阳，寒和凉指不同程度的阴，当阳气盛时用寒凉的药物来克制，当阳气不足时用温热的药物来补充，而阴的不足与有余则正好相反。我们熟悉的菊花、金银花就是廉价易得的寒凉药代表，人们常常在夏季时饮用，可以起到清热、解毒的作用。还有一些名贵的寒凉药物，比如犀角，是动物药里最贵重的药。由于犀角的经济价值和药用价值很高，人们过度捕杀犀牛，导致我国的犀牛在20世纪初期灭绝，现在非洲和亚洲其他国家尚存的犀牛数量也在剧减。为了阻止悲剧继续发生，我国已经禁止使用犀角作为药材，目前一般采用水牛角来代替犀角。

药物的个性

仅仅用寒、热、温、凉来归纳药物的性质，还不足以区分不同药物的治病特性，不利于区别对待不同的病症，所以古人还在"四气"的基础上，认识到每一味药物都有区别于其他药物的个性，包括不同的"五味"、归经、升降浮沉等特性。

药物的"五味"包括酸、苦、甘、辛、咸，并不完全指具体的味道，而是指五种性能的概况，其中酸味能收涩、苦味能燥湿、甘味能缓急、辛味能发散、咸味能软坚。某一种药物可以具有多种味，最厉害的要数五味子，"五味"俱全。

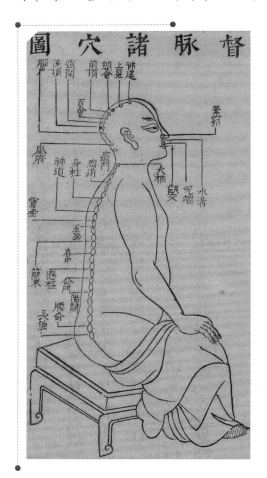

药物的归经和升降浮沉与"五味"类似，都是指药物有不同的作用趋向。升降浮沉是方向；归经是趋向于不同的经脉。武侠小说里常提到，练武之人需要先打通"任督二脉"，这里的任和督就是借用了中医的名词，指其中的两条经脉——任脉和督脉。经脉是人体内气血运行的通路，不同的药物作用于不同的经脉，比如同样具有补益作用的黄芪和地黄，归经却不同，黄芪对督脉有作用，地黄对任脉有作用。

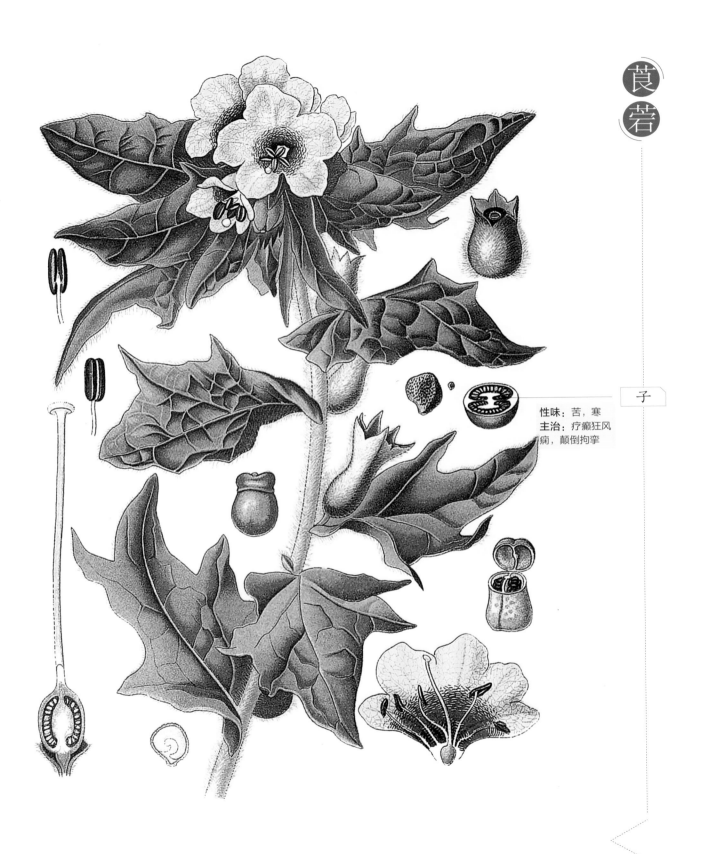

莨菪

子

性味：苦，寒
主治：疗癫狂风痫，颠倒拘挛

【释名】莨（láng）菪（dàng）一作蓈荡。其子服之，令人狂浪放宕，故名。

【集解】时珍曰：张仲景《金匮要略》，言菜中有水莨菪，叶圆而光，有毒，误食令人狂乱，状如中风，或吐血，以甘草汁解之。

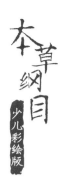

药物都是多面手

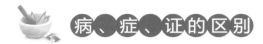

病、症、证的区别

　　《本草纲目》的第三、第四卷叫"百病主治"，列出了100多种疾病，并一一列出了可以治疗的药物名称。阅读时会发现，不同的病往往会用到同一种药物，比如在癫痫、疟疾、霍乱、消渴等34个病证的药方下，李时珍都提到了薄荷，说薄荷能治疗"头痛、头风、眼目、咽喉、口齿诸病"。一个小小的薄荷能具有这么多功能吗？答案是肯定的。想要明白具体的理由，我们要先认识一下病、症、证的区别。

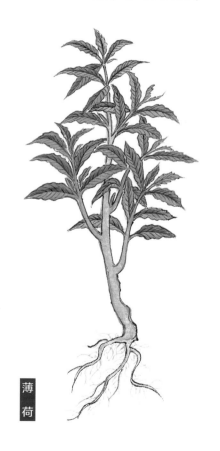

薄荷

　　举个例子，感冒是我们很熟悉的一种"病"，西医认为是由病毒进入人体导致的，引起鼻子不通、流鼻涕、咳嗽、头疼、发热、怕冷等"症"状。在还认识不到病毒的古代，中医已经发现感冒的症状并不是每人每次都相同，比如：有的会非常怕冷，有的却会发热；有的嗓子很疼，有的不疼；有的舌苔发黄，有的发白。由此，中医将治疗时观察到的不同症状组合归类，分为风寒感冒、风热感冒及暑湿感冒等不同的"证"，以便根据不同的组合症状分别用药。头痛、流清鼻涕、打喷嚏、怕冷、发热都属于风寒证的表现，咳嗽、嗓子疼、口渴、烦躁、怕热都属于风热证的表现。所以，"证"是介于"病"和"症"之间，对人体在当时的一系列临床表现的概括。

"辨证论治"是根本

注意，刚刚我们说"证"是在"治疗时"观察到的症状组合，那么，治疗前和治疗后也是这样吗？当然不是，因为疾病症状是随时间发展变化的。

小朋友们一定都有过这样的经历：当刚刚患上感冒时，只是有一点点的怕冷，偶尔打几个喷嚏，如果及时做好保暖，多多喝水，可能就好了；反之，会越来越严重，然后嗓子痛、浑身发热等症状就来了。前面表现出的是风寒证，后面是风热证。所以，同一种疾病，在不同的发展阶段，会表现出不同的证。中医在治疗时，根据当下的证选用不同的药，随着病程的发展变化用药，这就是中医治病的根本原则——辨证论治。

如果以证作为选药的依据，而不仅仅看是什么病，这就决定了为什么薄荷能用于那么多病的治疗。这是由于感冒里的风热证发生时，可以用薄荷来祛风热；癫痫、霍乱、疟疾等病的发展过程中都会有风热证出现，所以也可以使用薄荷。因此在中医的手里，常用药物不过800味，《本草纲目》里不足2000味，却能治疗那么多疾病。药物都是多面手！

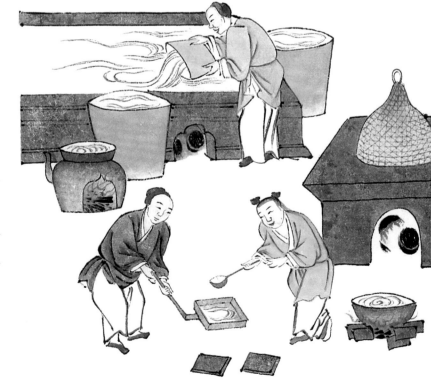

治病的方法

前面介绍了"辨证论治"是中医治病的根本原则，我们不禁想知道，他们是如何辨和治的呢？

中医在长期的临床实践中，形成了多种辨证的方法，包括八纲辨证、六经辨证、脏腑辨证、三焦辨证、气血津液辨证等，其中八纲辨证是最基本的方法。八纲辨证是将证分为寒、热、虚、实、表、里、阴、阳八类。例如用八纲辨证的思维分析风寒感冒，怕冷、打喷嚏等症状，就是在风邪、寒邪的作用下引起的表证、寒证。

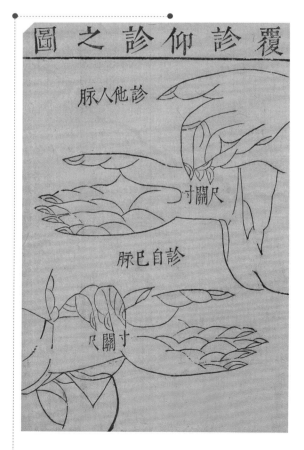

圖之診仰診覆

脉人他診

寸關尺

脉巳自診

尺關寸

不管哪种辨证，都是在充分收集资料的基础上进行分析。资料收集的方法包括望、闻、问、切，这是由"神医"扁鹊总结出来的。简单地说分别是观察病人气色、闻气味和听声音、询问病情、切脉，每一项都需要深厚的功底才能做好。扁鹊见蔡桓公的故事里，扁鹊就是通过望，也就是用眼睛观察的方法，看出了常人看不到的问题，判断出了蔡桓公所患的疾病。

《本草纲目》里的治病方法

治病的方法有很多，吃药、针灸、手术、食疗、锻炼等都是可用的措施。《本草纲目》作为药物学著作，重点是介绍如何用药物治疗疾病，既有前人的理论，也有作者大量亲身实践所得的经验。

例如，《本草纲目》引用了南北朝时期名医徐之才的"十剂"理论，认为药物治疗疾病，是发挥了"宣、通、补、泄、轻、重、涩、滑、燥、湿"十种作用。比如人体虚弱时，徐之才认为"补可去弱，人参、羊肉之属是也"。金元时期的名医李杲进一步分析，认为人参可以补气虚，羊肉可以补血虚。李时珍补充认为，补药不仅包括人参和羊肉，还可以用生姜的辛味补肝，甘草的甜味补脾，五味子的酸味补肺，黄柏的苦味补肾，还有茯神、地黄、白芍、黄芪、阿胶、杜仲、川芎、当归等，都可以作为不同功能的补药。

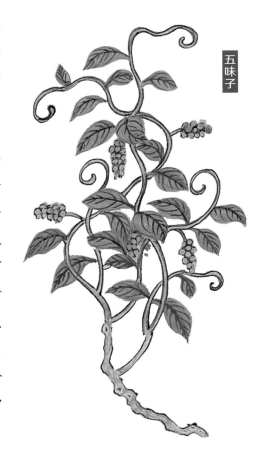

五味子

《本草纲目》为了给临床治病提供方便，在"百病主治"中，将各部1892种药物分类放到113个病症下。读者如需要查阅治疗黄疸的方法，不必看完整部书才知道有哪些药物可以用，在百病主治"黄疸"项下就可以看到茵陈、栀子、白藓皮、秦艽、大黄、胡黄连、贝母等几十味可用药物，如果想进一步了解如何使用，再到各部药物中去查看。

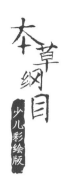

中药里的"调兵遣将"

君臣佐使协同作战

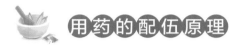

用药的配伍原理

到医院看过病的小朋友一定知道，医生在看完病后，会在纸上写下若干种药物的名称、剂量和用法，这就构成了一个完整的处方。在中医的处方里，大多数情况不是一味药，而是根据配伍原理组成的多味药物。那么，为什么会用不止一味药，配伍原理又是什么呢？

当病人的病情单纯时，选用一种药物就能用于治疗。《本草纲目》里就记载了李时珍在 20 岁时的一次亲身体验。当时，李时珍因为感冒导致咳嗽很久，用了很多药物都没有治好。就在大家都

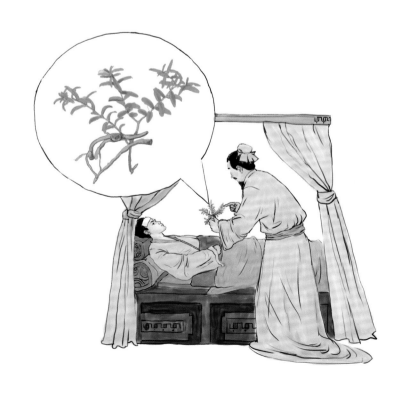

以为李时珍必死无疑时，李时珍的爸爸想明白了李时珍的病因，只用了一味叫作黄芩的药材，治好了李时珍。

然而，多数疾病是由多种病邪及病因所致，常常是许多病症综合在一起，在治疗这些疾病时，不仅要治疗主要症状，也要照顾到次要症状。这时，单用一种药物不可能达到全面治愈疾病的目的，因此，必须根据疾病的不同表现，进行全面综合性治疗，需要把几种作用相同或不同的中药放在一起配伍使用。通过《本草纲目》中的"附方"一项，就能了解古人在遇到不同病情时，使用每种药物的配伍方法。

麻黄汤里的"君臣佐使"

一个药方是将多种药物按照一定的方法进行有机的组合，使药效充分发挥，并减少药物的毒性与烈性。"君臣佐使"就是配合作战的方法，就像一个国家的治理，君王起主要的决断作用，大臣辅助君王，官吏（佐）处理其他小的事情，使者奉命往来沟通，在一个药方中就有君药、臣药、佐药和使药。

我们以麻黄汤为例，看看君臣佐使都是谁。麻黄汤是治疗外感风寒表实证的经典方剂，为东汉名医张仲景首创，由麻黄、桂枝、杏仁和炙甘草四味药物组成。外感风寒表实证的特点是，当人体受到外来风邪和寒邪损伤时，会出现怕冷、发热、无汗而喘、周身疼痛等症状。我们来看看麻黄汤的君臣佐使：

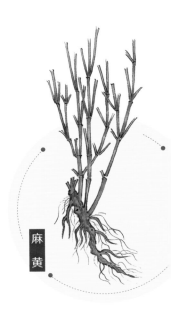
麻黄

麻黄——君药，针对风寒表证起到主要的治疗作用，是药方中发汗解表、平喘的主力。

桂枝——臣药，协助麻黄，加强麻黄解表的作用。

杏仁——佐药，兼顾治疗风寒引起的咳喘。

炙甘草——使药，缓解前三味药令人恶心的副作用，同时使汗出而不伤正气，又能加强止咳作用。

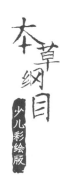

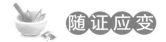 随证应变

　　辨证论治是中医治病的根本原则，而辨证论治的精髓在于随着证的变化而改变用药。麻黄汤作为治疗外感风寒表实证的经典方剂，往往会因为病人的个体差异以及病程的变化，需要医生在其基础上对药方中的药物进行加减变化，随证调整。比如当出现了以下情况时，方剂的变化：

　　寒郁化热——大青龙汤（麻黄汤＋石膏＋生姜＋大枣）。

　　风寒咳嗽——三拗汤（麻黄汤－桂枝＋生姜）。

　　风寒表证已解，但有余热导致咳嗽不止——麻杏石甘汤（麻黄汤－桂枝＋石膏）。

　　兼有水饮——小青龙汤（麻黄汤－杏仁＋芍药＋细辛＋干姜＋半夏＋五味子）。

　　兼有湿邪——麻黄汤＋白术。

　　上述例子仅是加减药物，在实际的运用中，医生还会根据个体的差异改变药量及使用方法，而这一切都需要正确地辨证。如果辨证不当，非但不能救人，反而可能会伤人，比如将麻黄汤错用在了表虚自汗的人身上，则会导致病人由于出汗过多而伤阴。

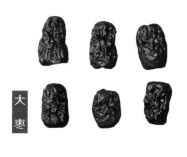

大枣

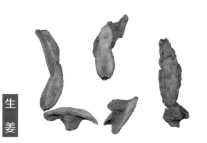

生姜

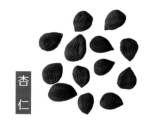

杏仁

"同病异治"和"异病同治"

前面我们说过，小小薄荷可以用于 30 余种病的治疗，是由于中医的治病思路为辨证论治。同一种疾病，由于发病的时间、地点，以及病人机体的反应不同，或处于不同的发展阶段，所表现的证不同，因而治法也不一样，这叫作"同病异治"。

与"同病异治"相对应的是"异病同治"，指不同的疾病，在其发展过程中，由于出现了相同的证，因而可以采用同一方法治疗。所以中医在配伍方剂时，着眼于证的异同，相同的证可用相同治法，不同的证就必须用不同治法，也就是"证同治亦同，证异治亦异"。

比如，消化不良是一种常见的胃部疾病，产生的原因有多种可能，因此要"同病异治"：如果是因为吃了不易消化的食物，可以用消食化滞的保和丸；如果是因为自身脾胃虚弱，则可以用人参健脾丸；如果是外感风寒导致胃部不适，可以用藿香正气水；还有可能是心情不好导致的茶饭不思，可以用舒肝丸等。前面提到的几种药物，还可以用于其他的疾病，即是"异病同治"，比如家庭常备药物藿香正气水，还可以用于治疗感冒咳嗽、失眠、小儿痱子、妊娠呕吐、晕车、湿疹等。

配伍禁忌

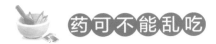

药可不能乱吃

医生用药配伍得当，能更好地治病，而不利于发挥药效或治疗的配伍方式则叫作配伍禁忌。不论是西药还是中药，都有配伍禁忌。面对如此众多的药物，哪些不能配伍到一起呢？在《本草纲目》中，专门有"相反诸药"和"妊娠禁忌"两篇给出了答案。

　　"相反诸药"中的"相反"二字出于药物配伍的七种情况，简称配伍七情，包括单行、相须、相使、相畏、相杀、相恶和相反。其中单行指仅用一味药物，其余六种都是联合用药的相互关系。相须、相使的药物一起使用可以增加药效，是常用的配伍方法；相畏、相杀的药一起使用可以降低毒性，相恶的药物一起使用会降低药效，用药时应加以注意；相反的药物在一起会增加毒性，原则上应绝对禁止，正因为如此，李时珍专门将相反的药物整理列出。

　　"妊娠禁忌"专指对妊娠期的妇女用药时，为了避免影响到胎儿的发育，不能使用的药物。《本草纲目》里列举了80余种妊娠禁忌的药物，主要为剧毒和活血化瘀的药物。

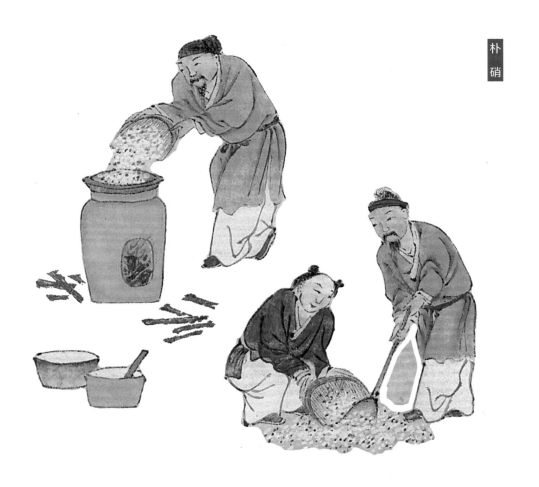

朴硝

十八反、十九畏

牢记配伍禁忌的药物，是当一名医生必备的功课。早有人将相反、相畏的药物编成了歌诀，便于记忆，我们也来了解一下吧。

十八反

本草明言十八反（本草明确地指出了十八种药物的配伍禁忌）

半蒌贝蔹芨攻乌（半夏、瓜蒌、贝母、白蔹、白芨与乌头相对）

藻戟遂芫具战草（海藻、大戟、甘遂、芫花都与甘草不和）

诸参辛芍叛藜芦（人参、丹参、沙参、元参等所有的参，以及细辛、赤芍、白芍与藜芦相背叛）

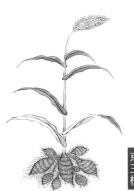

京三棱

十九畏

硫黄原是火中精，朴硝一见便相争（硫黄怕朴硝）

水银莫与砒霜见，狼毒最怕密陀僧（水银怕砒霜，狼毒怕密陀僧）

巴豆性烈最为上，偏与牵牛不顺情（巴豆怕牵牛子）

丁香莫与郁金见，牙硝难合京三棱（丁香怕郁金，牙硝怕京三棱）

川乌草乌不顺犀，人参最怕五灵脂（川乌、草乌怕犀角，人参怕五灵脂）

官桂善能调冷气，若逢石脂便相欺（官桂怕石脂）

大凡修合看顺逆，炮燢炙煿莫相依（炮制加工时要注意）

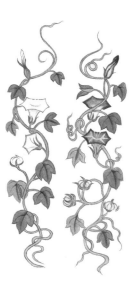

牵牛子

你会吃药吗

医生开出的完整的处方里，不仅有配伍的药物名称及用量，还包括了用法，告知一日吃几次，连续吃几天，有的还会注明哪些药物需先煎、后下等。但除了这些特殊的情况，还有一些基本的常识需要知道，比如怎么煎药，怎么吃药，吃药时应该注意什么。我们就来看看《本草纲目》中怎么说的吧。

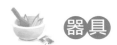 器具

"凡煎药并忌铜铁器"，避免药材所含的化学成分与金属离子发生反应，改变药物成分而影响疗效。煎药一般用陶瓷砂锅，它性质稳定，传热均匀，不易煳锅，是最佳的材料，此外也可以用不锈钢、搪瓷和玻璃制品。

 水

煎煮自然离不开水，《本草纲目》中记载的用水多达43种，如雨水、露水、泉水、河水等，生活在现代的我们就不用那么麻烦啦，自来水就可以。对于水的用量，李时珍认为"其水依方，大略二十两药，用水一斗，煮取四升，以此为准"，意思是说用水量要根据药物的情况来确定，比如"补汤欲熟，多水而少取汁"（滋补类的药物需多用水，煎煮时间要长，蒸发后获得少量的药汤）。

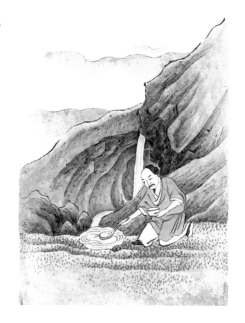

煎服

《本草纲目》里煎药的燃料也分木炭、芦苇等多种，主要是考虑到火力的稳定性，我们现在用厨房里的火就够了。用火的关键在于火的大小和煮制时间的控制，先武火（大火）煮到沸腾，然后用文火"令小沸"。"若发汗药，必用紧火，热服。""补中药，宜慢火，温服。"意思是说如果是发汗的药物，煎煮的时间要相对短，趁热喝；如果是补药，煎煮时间要长，温热的状态喝下。

服药时不能吃的食物

《本草纲目》中"服药食忌"一篇，列出了前人认为在吃药时不能吃的食物，提出"凡服药，不可杂食肥猪、犬肉、油腻羹鲙、腥臊陈臭诸物"，"不可多食生蒜、胡荽、生葱、诸果、诸滑滞之物"。此外，还列有一些具体药物服用时不能吃的食物，比如药物中有半夏时不能吃饴糖。

食物也具有四气五味、升降浮沉的性能。因有的食物性味与某些药物的性味相反，两者同服会产生拮抗作用而相禁忌。比如丹参忌醋及一切酸，醋及酸为温性，而丹参为凉性，同服会削弱丹参的凉性而降低丹参凉血消痈的功效。紫苏忌鲤鱼，鲤鱼其性沉降而利水消肿、下气通乳，而紫苏其性升浮而具能散、能行之秉性，两者同服会影响紫苏的升散之性。

食物也可以有药效，如果食物与药物的作用发生对立，同服会降低药物的作用。如半夏忌饴糖，是因为半夏燥化湿邪，而饴糖是助湿留邪，同服会降低药物燥化湿邪的作用。此外，生冷、黏腻等不易消化及有刺激性的食物会伤及脾胃，服药期间同样不宜食用。

丹
参

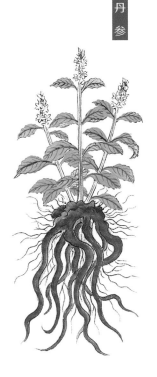

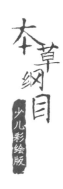

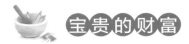

经验的传承

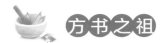

宝贵的财富

　　中医的药方是历代医家不断实践总结流传下来的宝贵财富，古籍记载最早的方书是商代伊尹所著的《汤液经》，而现存最早的方书叫作《五十二病方》，是20世纪70年代从长沙马王堆三号汉墓出土的帛书，据考证为春秋战国时期的著作。据统计，历代的名医、政府，甚至文人，写了大大小小2000多种方书。其中第一部官修方书是宋代的《太平圣惠方》，收方最多的方书是明代官修的《普济方》。《本草纲目》算是其中收载药方较多的一部，达1万余个。

方书之祖

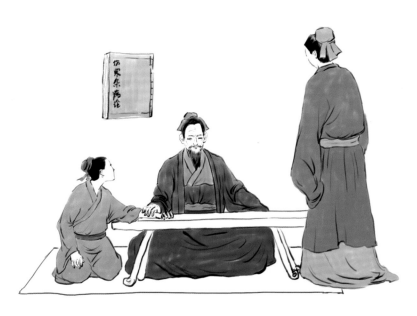

　　历史上最有影响的方书，非名医张仲景所著的《伤寒杂病论》莫属。张仲景出生在战乱连年的东汉末年，有感于当时瘟疫横行，10年内有三分之二的人都死于伤寒，于是发奋钻研医术。在他任职长沙太守时，由于当官的不能到百姓家中走动，他便在官府大堂行医，治愈了无数的百姓。后来人们就把坐在药铺里给人看病的医生，通称为"坐堂医生"。张仲景就在一边钻研医术，一边为人治病的过程中，写成了《伤寒杂病论》，对外感疾病与内伤杂病，确立了理、法、方、药的辨证论治原则。由于该书组方严谨，用药精当，疗效可靠，故被后世医家尊为"方书之祖"，其中的方剂被称为"经方"，而张仲景亦被誉为"医圣"。但由于当时的战乱，书稿很快流失，后经西晋人王叔和搜集整理，重新编为《伤寒论》《金匮要略》两部书，成为后世学习中医的必读经典。

药王庙里的神医

小朋友们可能会留意到，在游览寺庙道观时总有药王的雕像，人们供奉药王以求健康。佛教里的药王是被神化的菩萨，而道教里的药王却是一个真实存在的人，他就是唐代的神医孙思邈。

孙思邈出生于公元581年，从小就聪明好学，7岁就能认识1000多个字，但由于从小就体弱多病，经常需要去看医生。他深刻感受到医术的重要性，于是在18岁时立志学医，从20岁时便开始治病救人。孙思邈的一生创造了我国医学史上几十个第一：他写下了《大医精诚》一文，成为第一个完整论述医德的人；他第一个倡导建立妇科、儿科；他还是第一个麻风病专家……

孙思邈认为"人命至重，有贵千金，一方济之，德逾于此"，所以以"千金"为名，创作了《千金要方》和《千金翼方》两部著作，共60卷，记录并论述了药方6500个，是对唐代以前医药学成就的系统总结。正如隋代嘉祥大师所说："药王者，过去世以药救病，因以为名。"所以，拥有高超医术的孙思邈，因为用药救人，所以被后世称作"药王"。

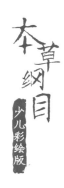

良药一定苦口吗

药物的剂型

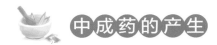
中成药的产生

人们常在劝人吃药时说"良药苦口",是因为传统的汤剂确实很苦。汤剂是将药物煎煮后去渣取汁服用,非常适于随证改变用药,但如果是一些常见的病症,使用固定的药方就能治病,就可以改成其他的剂型,既方便携带、储藏、服用,又让良药再不苦口。这就是为什么我们在药店看到的多数并不是药材,而是装到盒子里的各种中成药。

中成药可不是现代人的发明。在《本草纲目》中,李时珍就为我们介绍了明代以前的约60种传统的剂型,主要有合剂、丸剂、散剂、酒剂、糊剂、膏剂等,还有很多不是独立剂型的用法,如药膳、药枕等。在众多的剂型中,丸、散、膏、丹被认为是最常用的四种剂型。

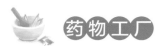
药物工厂

这些中成药的生产,和前面我们讲过的药材加工类似,从开始的"前店后厂",由医生自己加工,逐渐转变成现代的工厂化生产,就是现代的制药工厂。

在接下来的内容中,我们就来看看这些剂型都有哪些特点,学着自己做几种不再苦口的药物。

制药

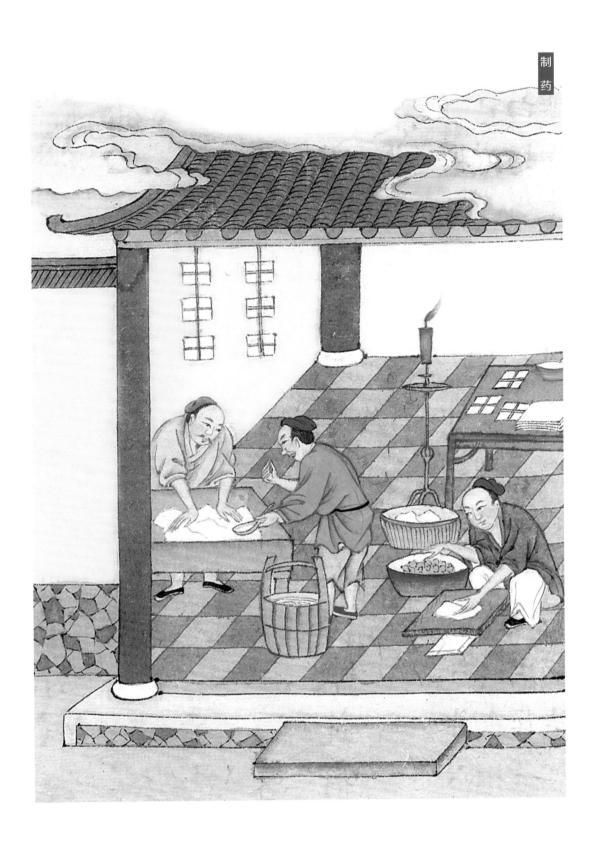

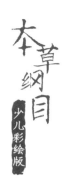

古代的制药厂

　　一旦药材变成了中成药，用了什么药物、用了多少、怎么制成的都无法得知，那么制出的药很可能就不能使用，所以需要统一的标准。古人也早就认识到了这个问题。

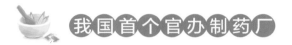
我国首个官办制药厂

　　在我国北宋时代的公元1076年，官方设置了太医局熟药所，统一制作并出售丸、散、膏、丹、酒等药剂。由于熟药所的产品质量优良，深受百姓的喜欢，生意自然越来越好，不仅开了五个分店，还专设了两处修合药所，专门用于制药，这代表着制药和卖药分工合作的开端。后来，熟药所更名为"医药惠民局"，两处修合药所更名为"医药和剂局"。

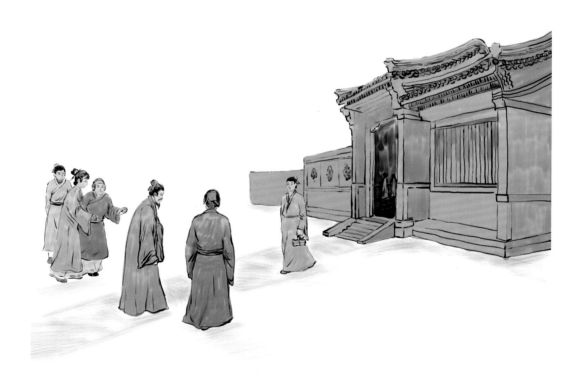

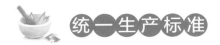

统一生产标准

和剂局相当于现在国家创办的中成药制药企业，不仅生产中成药，还制定了我国首部国家制药的法典——《太平惠民和剂局方》。该书收集了在全国范围内征收的各地名医的经验名方，然后精选并实验，最终在数万张处方中保留了不到800个名方，并说明了统一的制作规范、流程及配料等内容。

随着现代科学技术的发展，中成药剂型的研究也不断取得进展，除对传统剂型进行整理和改进，出现了浓缩丸、胶囊剂、微丸、口服液等剂型外，新的剂型也不断出现，如片剂、注射剂等，已经被我们所熟知。当然，这些药物同样都必须按照统一的标准生产。

我国传统四大药物剂型

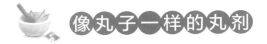

像丸子一样的丸剂

丸剂是古代四大传统剂型中最常用的一种，是将药物粉碎后与水、蜂蜜、蜂蜡、面粉、米糊等赋形剂混合成的圆形固体剂型，也就是像丸子一样。人们根据赋形剂的不同，将丸剂分别做成水丸、蜜丸、蜡丸、糊丸等。反正都是为了让粉末变成丸子形状，为什么要用不同的赋形剂呢？选择的依据是什么呢？

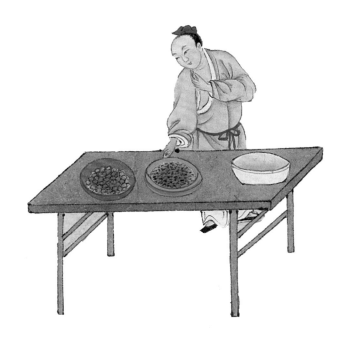

赋形剂的选择

不同的赋形剂可以让药物发挥不同的作用，比如蜂蜜具有味甜、柔软、滋润、作用缓、易服用等优点，多用于慢性病及需要滋补的患者，可用于十全大补丸、六味地黄丸等。用水作为赋形剂制成的水丸具有易崩解、吸收快、药效迅速等优点，多用于病程短、病位浅的一些疾病，如感冒、拉肚子等症状，常见的水丸有防风通圣丸、清胃黄连丸、二妙丸等。蜡丸是用蜂蜡熔化后作为黏合剂制成的丸剂，其释放非常缓慢，可充分延长药效时间，如可治疗跌打损伤的三黄宝蜡丸。糊丸采用富含淀粉的面粉或米糊作为赋形剂，淀粉干燥后质地坚硬、崩解迟缓，内服后既可延长药效，又能减少药物对胃肠道的刺激。常见的糊丸有小金丹、醒消丸和犀黄丸等。

痱子粉原来是散剂

传统剂型的另一大类型是散剂，其实就是粉末状、分散的剂型。由于它是一种粉末，所以具有三个方面的优势：一是使用的剂量可以根据病情变化而增减；二是更易溶解吸收，发挥作用比丸剂更快；三是具有覆盖和保护黏膜创伤的作用。大多数的散剂都是既可内服又可外用，常见的内服散剂有紫雪散、五苓散；内服兼外用的有六一散和七厘散等；外用的如痱子散，经改良后也就是我们多数人小时候用过的痱子粉。大家想一想，痱子粉是不是具有刚刚说到的三个优势呢？

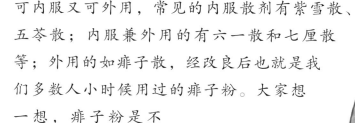

内用膏剂和外用膏剂

传统剂型的第三大类型是膏剂。膏剂有膏滋和硬膏之分。膏滋为内服膏剂，它是将煎出的药液浓缩后加入一定量的糖或蜂蜜制成的。膏滋剂量小、好服用、易吸收。常用的膏滋有益母草膏、养阴清肺膏等。硬膏也称膏药，为外用药。它是在植物油中加药材熬枯去渣，再经高温处理后加樟丹制成，最常用于治疗跌打损伤时外贴使用，如麝香壮骨膏。

炼丹术的遗产

还记得《西游记》中太上老君的炼丹炉吗？道家追求长生不死的炼丹术，曾令中国历代皇帝痴迷。晋哀帝、唐太宗等都因吃了含汞、铅等剧毒的丹药，欲求长生，却落了个速死的下场。不过，已经被现代科学淘汰的炼丹术，却为人类留下了宝贵的副产品，奠定了近代化学产生和发展的基础，丹剂也是世界医药学中应用最早的化学药品。下面我们就来看看什么是丹药。

外用的丹药

中医把丹药分为内服与外用两类。外用的丹药一般是指用水银、硝石、白矾、硫黄、雄黄等多种矿物，经过加热升华或熔合而成的一种化合制剂，因此常含有硫化汞、氯化汞、氧化汞、四氧化三铅等成分。可不要被这些含汞的剧毒物质吓到了，这些药物也可以用来治病，红升丹、白降丹及轻粉等丹药至今依然是中医外科常用药物。

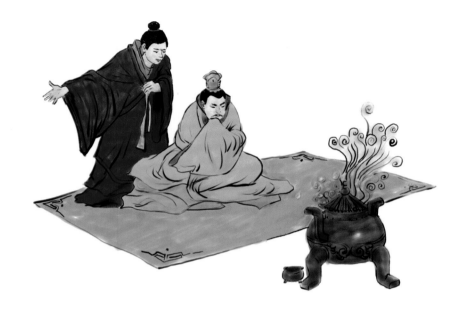

　　现代实验证明，红升丹中主要含有的氧化汞，其游离出的微量汞离子能和病原菌呼吸酶中的硫氢基结合而发挥抑菌作用。当创口内的病原微生物被杀灭后，坏死组织脱落，脓液及渗出物排出或吸收，创伤炎症逐渐消退，肉芽生长，而后将创口填平。因而红升丹有拔毒、去腐、提脓、拔疔根、去瘘管、生肌、长肉、结痂等功能，对于一切感染、创伤、肿疡方面有治疗作用，是一种极有价值的外用良药。在西药中，目前还找不出与之作用相等的药物来。

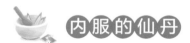 内服的仙丹

　　《本草纲目》中批评炼丹术是"求生而丧生，可谓愚也矣"，然而这只是指那些想通过服用丹药来求长生不死的人，并不是所有的丹药都是害人的。中医有"急救三宝"，除了人们熟悉的安宫牛黄丸，另外两宝分别是散剂和丸剂，却被称作"丹"，分别是紫雪丹和至宝丹。取名含"丹"字，却并无固定的剂型，也没有经过加热升华或熔合，而是将一些药性峻烈而用量小，或较贵重的药品，或

有特殊功效的其他剂型药物通称为"丹"，取灵丹妙药的意思，难怪人们总把神奇的药物称作"仙丹"。

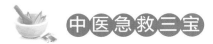 中医急救三宝

"急救三宝"主要治疗感染性和传染性疾病，都是清热开窍的代表性药物。三者药性不同，安宫牛黄丸最凉，其次是紫雪丹，再次是至宝丹。安宫牛黄丸适于高烧不退、神志昏迷、"稀里糊涂"的患者。紫雪丹适于伴有惊厥、烦躁、手脚抽搐、常发出响声的患者。至宝丹对昏迷伴发热、神志不清、不声不响的患者更适用。这就是所谓"乒乒乓乓紫雪丹，不声不响至宝丹，稀里糊涂牛黄丸"。

现代制剂

随着现代科学技术的迅速发展，药物剂型的研制按照"三小、三效、五方便"①的原则，不断进步，发展出了在人体内可定时、定速和定位释放药效的剂型。许多传统经典处方，被逐渐改造成更容易被接受，或者更利于发挥药效的剂型。

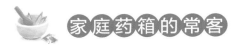 家庭药箱的常客

家庭药箱必备的藿香正气水，对于外感风寒邪气、内伤饮食以及夏季暑湿感冒非常有效。它最早出于宋代《太平惠民和剂局方》，

———————————

① 三小是指使用剂量、毒性和副作用小；三效是指有效、高效、速效；五方便是指生产、贮藏、运输、携带和服用方便。

是以散剂的形式出现的，使用时需要煎煮。为了使用方便，现代出现了用酒做溶剂的藿香正气水，虽然方便了贮存和使用，但强烈的刺激味道让很多人都害怕。软胶囊技术的出现，让这个问题得到了解决。含有挥发油的药物被封闭在明胶制成的胶囊壳中，不仅保持了药性，更能让人不必忍受刺激的味道。除此之外，还有藿香正气片和藿香正气丸同样可以选用。

传统药物除了经过现代制剂工艺改造成不同的中成药，更可通过研究确定发挥药效的具体成分，提取出来制成单一成分的药物，使治疗疾病的机理更加明确。

我国的第一个医学诺贝尔奖

我国获得诺贝尔生理学或医学奖的第一人屠呦呦，就是因为从青蒿中提取出了青蒿素，救治了无数疟疾患者而获奖。屠呦呦在获得诺贝尔奖后，发表了《青蒿素的发现：传统中医献给世界的礼物》的主题演讲，讲述了如何从中医古籍文献中发现青蒿素，研制成为抗疟新药的过程。简言之，她是在整理记录古籍中有关治疗疟疾的药物后，进行验证筛选，并根据古人的使用方法，分析提取有效物质的办法。如《本草纲目》中就记录了关于治疗疟疾的大量方法和药物，其中就包括青蒿。《本草纲目》中引用了《肘后备急方》中的话"用青蒿一握，水二升，捣汁服之"。

屠呦呦深感中西医药各有所长，二者有机结合，优势互补，具有更大的开发潜力和良好的发展前景。大自然给我们提供了大量的植物资源，医药学研究者可以从中开发新药。中医药从神农尝百草开始，在几千年的发展中积累了大量临床经验，对于自然资源的药用价值已经有所整理归纳。通过继承发扬，发掘提高，一定会有所发现，有所创新，从而造福人类。

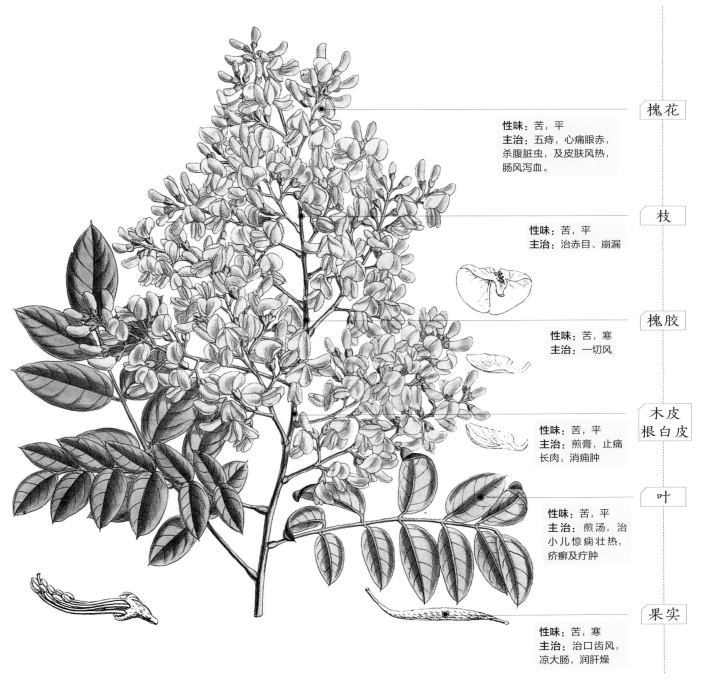

槐花
性味：苦，平
主治：五痔，心痛眼赤，
杀腹脏虫，及皮肤风热，
肠风泻血。

枝
性味：苦，平
主治：治赤目、崩漏

槐胶
性味：苦，寒
主治：一切风

木皮
根白皮
性味：苦，平
主治：煎膏，止痛
长肉，消痈肿

叶
性味：苦，平
主治：煎汤，治
小儿惊痫壮热，
疥癣及疔肿

果实
性味：苦，寒
主治：治口齿风，
凉大肠，润肝燥

【释名】槐之言怀也，怀来人于此也。

【集解】槐之生也，季春五日而兔目，十日而鼠耳，更旬而始规，二旬而叶成。初生嫩芽可炸熟，水淘过食，亦可作饮代茶。或采槐子种畦中，采苗食之亦良。其木材坚重，有青黄白黑色。其花未开时，状如米粒，炒过煎水染黄甚鲜。其实作荚连珠，中有黑子，以子连多者为好。

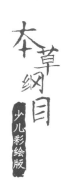

古 人 的 错 误

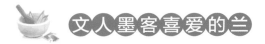

此 "兰" 非彼 "兰"

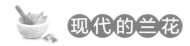

文人墨客喜爱的兰

古代文人墨客总爱兰花。兰花独处幽谷，喜居崖壁，深谷幽香，象征君子操守清雅，遗世独立，与梅、竹、菊共为花中四君子。可你是否知道，古人最早喜爱的兰花到底是哪种植物呢？

我国最早的一部诗歌总集《诗经》里面就有与"兰"有关的句子，例如："士与女，方秉蕑兮。"孔子也曾感叹"夫兰当为王者香"。屈原的《九歌》中说："秋兰兮青青，绿叶兮紫茎。"但仅凭这些描述，实在难以确定古人所谓的兰到底是什么植物。北宋著名的诗人、书法家黄庭坚的《书幽芳亭记》中提到了兰蕙的种植方法，及兰和蕙的不同之处，然而李时珍却有不同的观点。

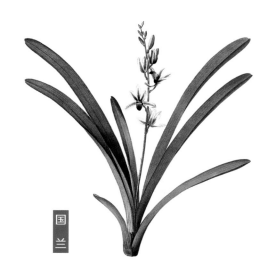

国兰

现代的兰花

现代的兰花是指兰科植物，包括国兰和洋兰两类。国兰主要有建兰、春兰、蕙兰等，分布于温带和亚热带边缘。洋兰又称为热带兰，种类很多，如蝴蝶兰、大花蕙兰、石斛等。

李时珍眼中的兰

李时珍认为古人所说的"兰"其实是兰草，也就是现在所说的菊科植物佩兰，与用于观赏的兰花不同。他在《本草纲目》中详细描述了药用的兰草和观赏用的兰花的区别。兰草有茎有叶，全株都散发着香气；而兰花只有叶没有茎，而且只有花是香的，叶却不香。古人还说"兰"可以编成花环等饰品佩戴在身上，还可将整棵"兰"煮了来洗澡，起到杀菌作用，只有佩兰才有这个功能，兰花是不行的。因此李时珍认为，《诗经》中所说的"蕳"和《楚辞》中所说的"秋兰"都是指兰草，而黄庭坚所说的其实都是兰花。李时珍认为古人所说的蕙草和兰草同属一类，只是品种不同，黄庭坚说的兰和蕙的区别也是不对的。

香囊用材——佩兰

将兰草缝入香囊佩戴的风俗早在《楚辞》中就有描述，马王堆汉墓中的出土文物香囊里也有佩兰，难怪兰草后来被称为佩兰。佩兰中含有的芳香物质，不仅香味好闻，而且在佩戴后能预防多种呼吸道疾病。

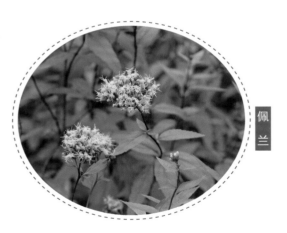

佩兰

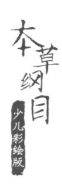

误把毒药当补药

电视剧、电影中有时候会有这样的情节：皇帝老了以后，宠信一些道士，让他们去炼长生不老药，以保证自己吃了以后能够长生不老，而道士们也会费尽心力地寻找炼丹秘方，为皇上炼制丹药。但是，长生不老的丹药真的存在吗？这些所谓的灵丹妙药主要是用什么炼成的呢？古人对于它们的炼制原料有很多说法，其中最为典型的是水银、丹砂。

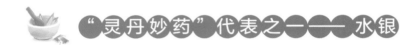

"灵丹妙药"代表之———水银

我们在感冒发烧去医院找医生看病的时候，医生总会先拿出一支体温计让我们测体温，几分钟后拿出来再看一下体温计的温度，根据体温计变化来判断病人是否发烧。看完后医生会将体温计甩一下再放回去，那是因为体温计里面有能热胀冷缩的材料，也就是古代炼制长生不老丹药的原材料之一——水银。

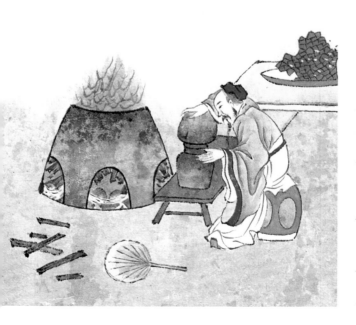

现在看来水银并非灵丹妙药，据说秦始皇和唐太宗都服食过这类丹药，但并没有因此而长生不老，反而都病死了。水银的学名叫汞，李时珍在《本草纲目》中指出，人过量服用水银，毒气会进入经络筋骨，一辈子都去不掉，长期服用最终会中毒而亡。现代研究也表明，水银毒性很大，在常温下即可挥发，经过呼吸道、消化道或者身体表面破皮的地方进入人体，轻者造成呼吸困难、口腔黏膜烧伤、呕吐、腹泻等病症，严重的会导致肾衰竭死亡。所以，水银并不是什么灵丹妙药，而是要谨慎使用的危险之物。

"灵丹妙药"代表之二——丹砂

古人用来制作丹药的另一种材料是丹砂。丹砂又是什么东西呢？丹砂其实就是我们现在说的硫化汞矿物，又叫朱砂。《本草纲目》记载，丹砂做药用可以安神定惊，解毒。但这是在医生指导下，搭配其他药物一起使用才能达到的效果。如果将丹砂作为长生不老的丹药大量服用，又会造成什么后果呢？

李时珍《本草纲目》中记载，有人长期服用丹砂，几年时间后得脑疽而亡。现代医学研究，如果大量服用、长期服用，会使得汞在人体内不断积累，最终造成汞中毒，导致肾衰竭，严重者会导致死亡。

另外，我们现在说的氧化汞，也被古人误认为是丹砂，因为二者皆为红色，而古人由于技术有限，辨别不出二者成分的不同，故将二者混用，长时间服用，同样也是有百害而无一利。

由此可见，长生不老的灵丹妙药只存在于神话故事中，现实世界中是不存在的，这种错把毒药当补药的事例在我们生活中也大量存在，我们要不断学习科学知识，才能避免犯这样的错误。

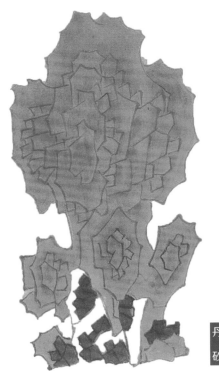
丹砂

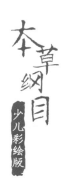

错把"李鬼"当"李逵"

有句古话说"尽信书则不如无书",意思是我们读书的时候应该思考和辨别,不能书本上说什么都相信,要辩证地去看问题。特别是古代信息传播不方便,只能靠口口相传、抄写或者是书本相传,若是利用了医书中的错误信息,就可能会害了人命。

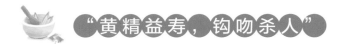

"黄精益寿,钩吻杀人"

《本草纲目》记载,古代医书认为黄精和钩吻很像,所以常常将钩吻和黄精两种药物记成是同一种药物,如果一不小心用错了,可能导致患者死亡。

这两种药物到底是一种,还是两种,各家医书说法不一,导致混乱。李时珍便开始研究古书中记载的这两种药材,后来经过仔细考证和认真对比,他发现二者形态相差较大,并不是古书上所说的二者形态极为相似。钩吻是木质藤本植物,像葡萄藤一样会四处攀缘,生长在南方,常年是绿色的,并且有毒。而黄精是草本植物,生长在北方,冬天来了以后,地上就什么都看不到了,并且黄精具有补益作用。由此廓清了谜团。

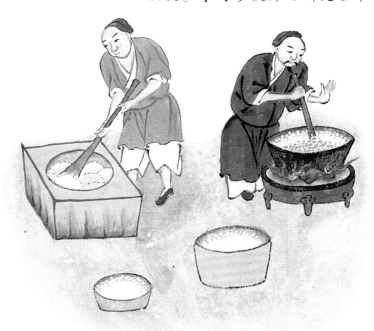

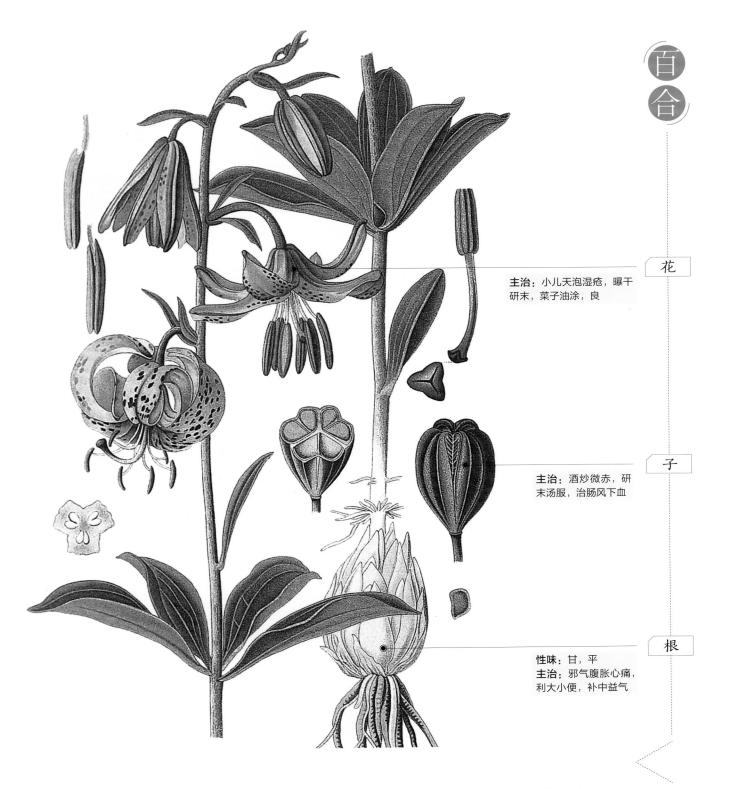

花

主治：小儿天泡湿疮，曝干
研末，菜子油涂，良

子

主治：酒炒微赤，研
末汤服，治肠风下血

根

性味：甘，平
主治：邪气腹胀心痛，
利大小便，补中益气

【释名】百合之根，以众瓣合成也。或云专治百合病故名，亦通。其根如大蒜，其味如
山薯（shǔ），故俗称蒜脑薯。

【集解】弘景曰：近道处处有之。根如葫蒜，数十斤相累。人亦蒸煮食之，乃云是蚯蚓
相缠结变作之。亦堪服食。时珍曰：百合一茎直上，四向生叶。叶似短竹叶，不似柳
叶。五六月茎端开大白花，长五寸，六出，红蕊四垂向下，色亦不红。红者叶似柳，乃
山丹也。百合结实略似马兜铃，其内子亦似之。其瓣种之，如种蒜法。山中者，宿根年
年自生。未必尽是蚯蚓化成也。蚯蚓多处，不闻尽有百合，其说恐亦浪传耳。

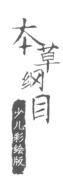

《本草纲目》里的"奇葩"观点

　　《本草纲目》是一部伟大的医药学巨著，但是受到当时的社会环境以及科研条件等因素影响，这部书也存在许多瑕疵。就像每个人都有好的一面，也有不好的一面一样，它也存在许多不科学的内容，我们通过几个例子来看一下《本草纲目》里记载的奇怪的药。

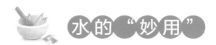

　　《本草纲目》记载猪槽中的水可以治疗蛊毒，用它洗蛇咬的伤，就可以使伤痊愈。古代的猪槽多是用一块大石头，中间凿一个坑，将喂猪的食物放到坑里面给猪吃。莫非猪食和石头发生了神奇的反应？

　　书中还记载有一种治疗消渴（类似于糖尿病）的神水，是指路上水坑里的水。如果这样真的能够治好病，现在的糖尿病病人就不会这么痛苦了吧？现在看来，古人的"脑洞"还是挺大的。

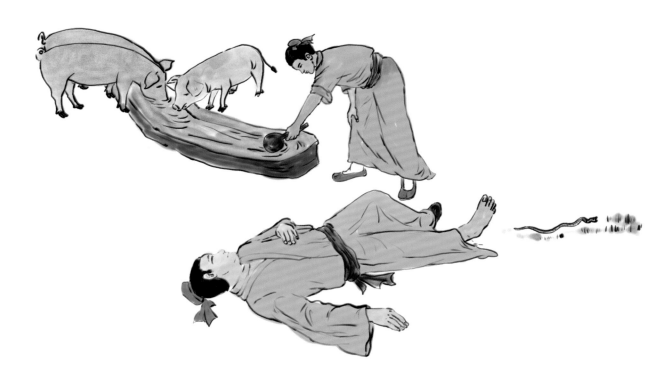

土的"用处大"

土有哪些用处呢？建房子？铺路？还有呢？《本草纲目》中记载了各式各样的土，称它们都有药用价值。我们从中选两种土看一下。

鞋底上的土吃了可以治疗水土不服？当你离开家乡，到另外一个地方旅游、上学时，会出现呕吐、发烧、身体不舒服的症状，然后可能有人会告诉你是因为水土不服，古人认为，吃一点鞋底上刮下来的土就会好了。这是没有科学依据的，我们当然是不能相信的。

那如果告诉你，被黄蜂、蝎子等蜇到了，涂一些尿坑里的泥就会好了，你会相信吗？

人的全身都是"宝"

在《本草纲目》里面，人的全身都是"宝"，大家肯定也觉得这个观点是正确的，我们身体的哪一部分少了都是不行的，所以肯定都是宝啊。但是，此"宝"非彼"宝"也。

书中记载我们的头发、头上的污垢、膝盖上的污垢、指甲、牙齿等等全是药。比如说一直流鼻血，男孩可以用妈妈的头发，女孩可以用爸爸的头发，把头发烧成灰，把灰吹到鼻子里就可以止血。那么男孩用爸爸的头发，女孩用妈妈的头发不行吗？还有福利院的孩子怎么办呢？这样看来，这个方法是没有科学依据的。

书中又说耳垢可以治疗蛇虫叮咬，这也是毫无科学依据的，耳垢是我们耳朵里的皮肤分泌物跟耳道里的灰尘、脱落的皮肤等废物混合后形成的，根本没有什么药效可言。

《本草纲目》中还有其他的不科学的地方，就不一一列举了，期待小朋友们自己慢慢去发现。

《本草纲目》不仅仅是药物书

十草九药

"十草九药"通俗解释为"几乎所有的植物都有药用价值"。根据统计，有药用价值的植物占中药的87%，也就是说十种中药里有八九种是植物药，由此可见，植物药是很常用的。如果是常用药，那么就要仔细辨别，否则后果不堪设想。古人或者我们现在是怎么辨别每一种植物药的呢？植物药又包括哪几类呢？

怎么辨别每一类植物？

大家去植物园、公园、野外游玩的时候会见到好多不同的植物，大家都认识吗？根据什么分辨它们呢？是不是因为它们长得不一样呢？就像我们根据每个人不同的外貌特征来区分不同的人一样，我们也可以根据植物不同的外貌特征区分不同的植物，植物的外貌特征叫作形态特征。

《本草纲目》中的每种药物李时珍都做了形态特征描述，这些形态特征包括根、茎、叶、花、果实等方面，每种植物都有自己独有的特征。比如《本草纲目》中描写沙参："二月生苗，叶如初生小葵叶，而团扁不光。八九月抽茎，高一二尺。茎上之叶，则尖长如枸杞叶，而小有细齿。秋月叶间开小紫花，长二三分，状如铃铎，五出，白蕊，亦有白花者……"就是说沙参农历二月份出苗，叶子像刚长出来的小葵叶，团团的扁扁的，不光滑。农历八九月份的时候长出一二尺高的茎，叶子长得像枸杞叶，叶的边缘有细齿，

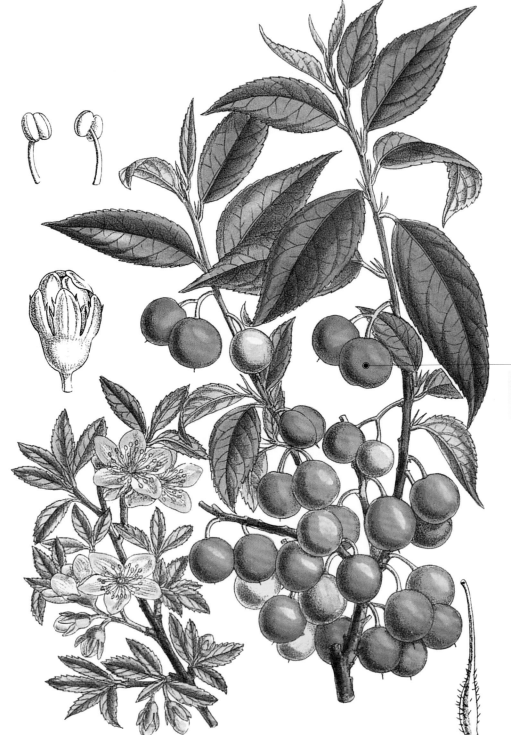

核仁

性味：酸，平
主治：大腹水肿，面目四肢
浮肿，利小便水道

【释名】郁，《山海经》作栯，馥郁也。花、实俱香，故以名之。

花从叶间长出，形状像铃铛，五个花瓣，花大多数是紫色的，也有白色的……现在我们的植物分类学家除了根据上面说的形态特征辨别植物以外，还将现代的新技术应用到鉴别植物中来，比如根据植物的DNA序列上面四种不同组成物质不同的排列顺序来辨别不同的植物，就像我们玩拼图，不同的拼图拼成不同的图案。

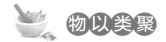

物以类聚

每种植物都有自己特有的形态特征，但是有些植物又有共同的特征，比如说丹参、薄荷、紫苏，它们虽然有好多不同的特点，但是又有共同的特征，比如茎都是四棱的，花像嘴唇一样，有四枚小坚果，因此将它们归为一大类，叫作唇形科。李时珍在写《本草纲目》的时候，根据植物的不同特征鉴别不同的药物，又根据植物的共同特征将具有共性的药物归为一类。所以，李时珍的分类虽然没有现在的分类科学、系统，但是在当时也是具有进步意义的。

现代分类学家根据植物的共同特征，将这些植物分门别类，在给植物归类的时候分为7个等级：界、门、纲、目、科、属、种。比如我国特有的孑遗植物银杏，是植物界裸子植物门银杏纲银杏目银杏科银杏属。如果不好理解，可以参考我们家庭的位置定位，比如小明家（种）位于中国（界）山东省（门）日照市（纲）莒县（目）洛河镇（科）罗米庄（属）。

大家还认识哪几种药用植物？这几种药用植物都有哪些形态特征？能不能给它们归一归类呢？

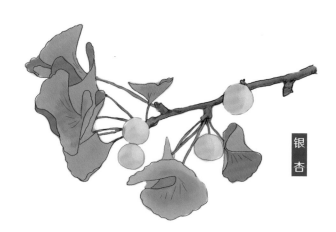

银杏

动物也能入药吗

大家在看新闻的时候，有时候会看到警察逮捕一些捕杀野生动物的人，比如说有人捕熊取熊胆、捕虎取虎骨，他们为什么这么做呢？他们取熊胆、虎骨到底是要干什么呢？

《本草纲目》中的动物药

他们是将这些东西用作药物，动物药自古代就开始使用，《本草纲目》中记载了400余种动物药，包括白花蛇、鲤鱼、狗、熊等动物。书中记载了这些动物的不同部位或者整体的药用功效。跟植物药一样，李时珍在《本草纲目》里详细描述了这些动物的形态特征、生活环境等，并且，他还根据这些动物药的不同特征或者属性做了归类，分为不同的部。例如：兽部里面记载的大多数都是现代动物学分类中的哺乳动物，禽部动物大多数是现代动物分类中的鸟类等。

如今，熊、老虎、穿山甲、犀牛、麝等动物已经非常稀少，被列为了国家级的保护动物。人类不能为了自己的健康而让其他动物濒临灭绝，所以开始用其他的办法解决，例如用水牛角代替犀牛角，用人工合成的麝香代替天然的麝香。

现代动物学分类

现代动物学认为动物跟植物一样，都是起源于地球上的原始生命，它们在后来的演化过程中，分别朝着两个不同的方向演化。动物从单细胞到多细胞，从无脊椎动物（海绵、水母、蚂蚱、蚯蚓

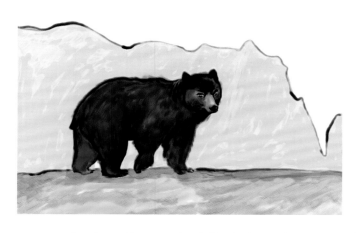

等）发展到有脊椎动物（青蛙、蜥蜴、鸡、狗等），再到我们人类。我们可以看出进化也是从简单到复杂的过程，为了适应环境，动物也从水生发展到了陆生。

人们为了便于研究动物的演化过程，也将它们进行了分类，跟植物一样，也是分为7个等级：界、门、纲、目、科、属、种。例如动画片《熊出没》里熊大、熊二经常说一句"俺们狗熊怎么怎么样"，如果它们记性好，没有记错自己的种类的话，那么它们属于动物界脊索动物门哺乳纲食肉目熊科熊属。又如我们人类同样是动物界脊索动物门哺乳纲，但我们是灵长目人科人属，人类是目前已经知道的动物类中进化水平最高的了，但是人类肯定不是进化的终点。大家想想看，再进化下去，人类以后会出现什么更高等的生物呢？

矿物也有药用价值吗

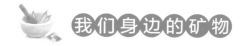
我们身边的矿物

说起矿物，我们能联想到哪些我们身边的东西呢？女士戴的金项链、银手镯以及写字用的铅笔、取暖用的煤等都是由矿物制作而成的。这些东西往往是在地底下经过地球几千万年甚至几亿年的地质运动作用的结果，比如古代植物埋在地底下经过生物、物理的作用，最终变成我们今天使用的煤。

这些矿物不仅在现代很常用，好多在古代也是必需品，但是古人并没有我们现在的高科技探测器，他们是怎么寻找需要的矿物的呢？我们以铅矿为例，在《本草纲目》中寻找一下，看看能不能找到答案。

古人怎么寻找铅矿

《本草纲目》中记载了 160 多种矿物药，每种药物都详细记载了品种、质地、大小、形状、用途、鉴别方法等，这为我们正确用药提供了依据。有些药物还记载了矿物产地分布特点。

《本草纲目》引用前人的记载，描述铅的分布地特点："草青茎赤，其下多铅。"也就是说正常的草茎是绿色的，但是在铅矿上面生长的草的茎会变成红色。现代地质学家在铅矿丰富的地方考察发现，这些地方的草的颜色确实有变化。小朋友们去野外的时候，不妨观察一下你们身边的植物，是不是正常呢？有可能有重大发现呢。

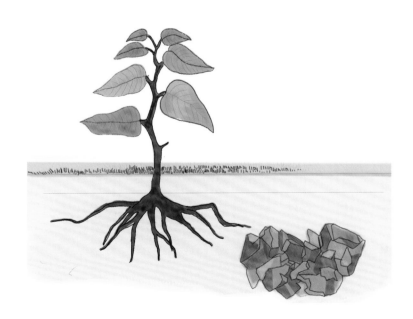

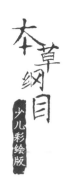

铅笔芯是铅做的吗？

既然说到了铅，再给大家科普一条生活小常识吧，大家知道我们使用的铅笔的芯是什么做的吗？是铅做的吗？其实不是，铅笔芯并不是铅做的，那它又是什么做的呢？铅笔芯其实是用石墨跟黏土混合制作的，铅笔杆上那些鲜艳的图案才是用铅上色的。大家知道，摄入太多的铅，会对我们的身体造成伤害，特别是对小朋友的伤害更大，所以大家在买铅笔的时候，尽量不要买铅笔杆图案鲜艳的，而且也要养成不用嘴咬铅笔的好习惯。

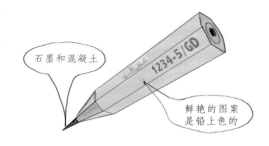

石墨和混凝土

鲜艳的图案是铅上色的

除了铅以外，古人凭着丰富的经验，还总结出了好多矿物的开采技术、寻找方法，大家还知道哪些呢？

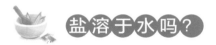

盐溶于水吗？

不知大家有没有做过这样一个实验：倒半碗水，用勺子将盐一勺一勺地往水里放，第一勺的时候盐入水即化，第二勺、第三勺……一直这样放下去，盐还会继续消失得无影无踪吗？

我们盛一勺盐放到半碗水里，稍微搅拌一下，盐会立刻消失不见。盐本来是由两种离子发生反应结合到一起形成的，盐溶于水是因为盐跟水发生了水解反应，这两种离子被分开了。

但是当往水里面添加足够多的盐时，水里面的被分开的离子达到极限后，水就不能再溶解添加到里面的盐了，于是我们看到的是盐已经不溶于水了。如果把盐换成白糖，结果又会怎么样呢？

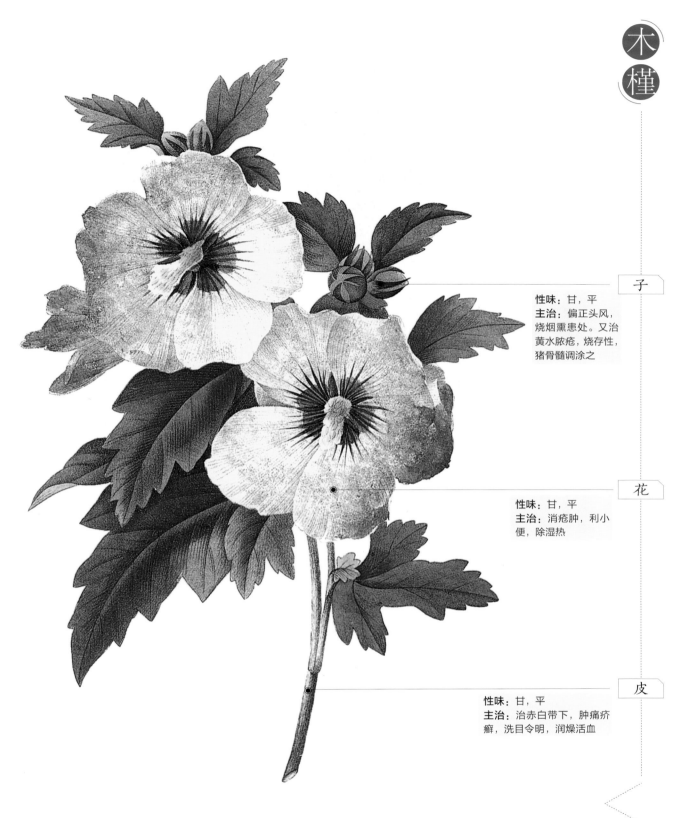

木槿

子

性味：甘，平
主治：偏正头风，
烧烟熏患处。又治
黄水脓疮，烧存性，
猪骨髓调涂之

花

性味：甘，平
主治：消疮肿，利小
便，除湿热

皮

性味：甘，平
主治：治赤白带下，肿痛疥
癣，洗目令明，润燥活血

【释名】此花朝开暮落，故名日及。曰槿曰蕣（shùn），犹仅荣一瞬之义也。

【集解】木槿花如小葵，淡红色，五叶成一花，朝开暮敛。湖南北人家多种植为篱障。
花与枝两用。花小而艳，或白或粉红，有单叶、千叶者。结实轻虚，大如指头，秋深
自裂。嫩叶可茹，作饮代茶。今疡医用皮治疮癣，多取川中来者，厚而色红。

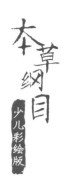

盐水里的盐能不能重新结晶呢？

大家知道我们用的食盐是怎么来的吗？在古代，人们一般是用海水、盐湖里的水晒盐，他们将这些水引到一个自己制作的池子里，一直放在那里让太阳晒，随着水分的蒸发，盐也就变成结晶出来了。

现代生产盐的技术除了少数地方还在用上面说的方法以外，大多数都先进、快速多了。人们使用过滤等手段将海水、盐湖里的水变成没有脏东西的纯净盐水后，放到一个蒸发罐里，将蒸发罐加热到一个很高的温度，使水分快速蒸发，最后盐就结晶析出了。大家都知道，在青藏高原或者是很高的山上空气稀薄，气压比较小，烧水的时候温度到不了 100℃就沸腾起来。科学家利用在低气压下水的沸点低这一特点，将制盐装置里面的空气都抽走，制造低压环境，这样节约了成本，盐的结晶也会很快出来。这是不是科技改变生活呢？

《本草纲目》里的结晶现象

《本草纲目》在讲解某些药物的制作方法的时候，也多次提到了用结晶的方法制作，只是没有我们现在使用的技术这么先进而已。

比如《本草纲目》中记载："看药上长起长霜，药则已成矣。"这里的长霜就是我们说的结晶，通过一些方法让我们需要的东西从原来的物质里面结晶析出。

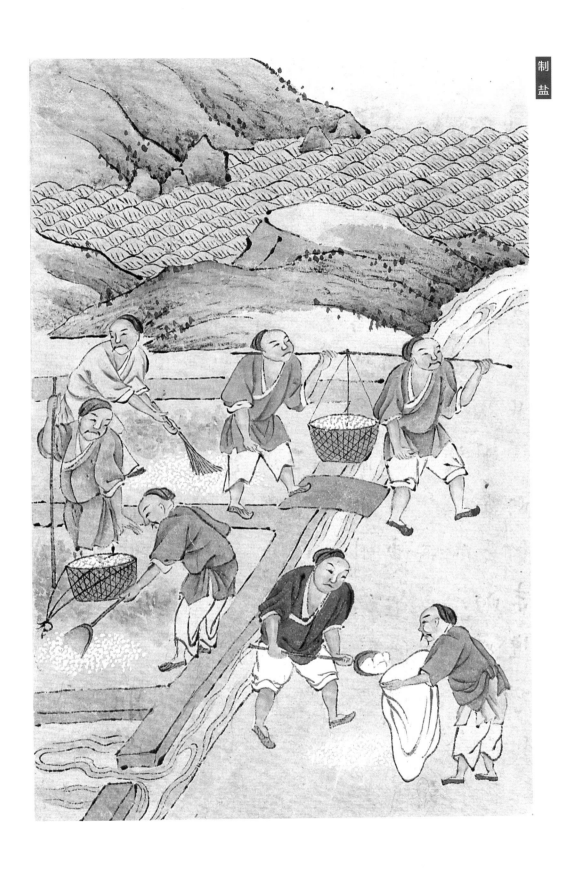

看不见的指挥棒

指挥棒是什么？

　　经过长年累月在地里与农作物打交道，我们的祖先总结了许多农耕方面的经验，并且把它们变成顺口溜以便流传。其中有句流传到现在的谚语："清明前后，种瓜点豆。"说的是到清明节前后，天气暖和了，草木萌动，农民伯伯就可以种瓜种豆了。自然界中的万物生长都要遵循某种规律，生长在自然中的植物什么时候种到地里、什么时候从地里钻出来、什么时候开花结果都被一种看不见的指挥棒指挥着。动物也是一样的，就像小燕子、大雁每年都要排成队飞往南方过冬，冬天过去了，它们再排着队回到北方建设家园，繁衍后代，它们也是按照一定规律进行的。

　　这种看不见的指挥棒到底是什么呢？那就是按规律变化着的气候。自然界中的植物、动物根据气候的规律性变化发生的生长、发育、繁衍后代等现象就是物候，比如植物发芽、长叶、开花、结果，动物的苏醒、始鸣、繁衍后代、迁徙等现象。

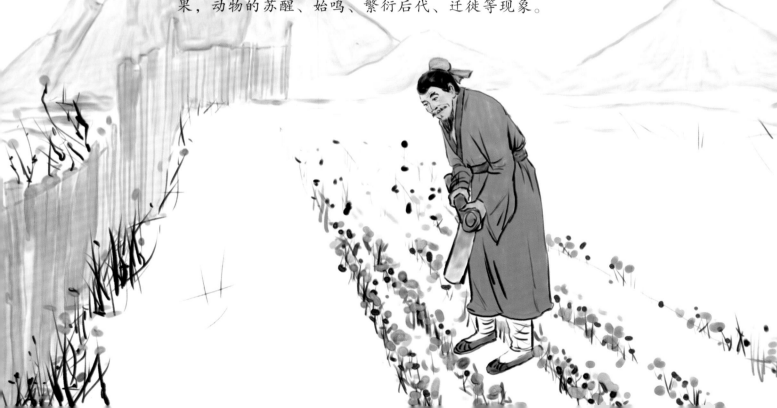

金银花为什么有两种颜色？

《本草纲目》中记载了好多关于植物、动物的物候。其中描述金银花的开花特征："三四月开花，长寸许，一蒂两花，二瓣一大一小……初开者蕊瓣俱色白，经二三日则色变黄，新旧相参，黄白相映，故呼金银花，气甚芬芳。"这里说的是金银花农历三四月开花，开两朵花，每朵花两片花瓣，花瓣一大一小，花刚开时是白色的，两三天以后会变成黄色，黄色像金，白色像银，所以叫金银花。

从它的名字就可以看出，金银花有两种颜色——金色、银色，也就是我们说的黄色、白色。是刚开放的时候就是两种颜色吗？大家可以到有金银花的植物园、公园里观察一下，金银花刚开放时是两朵白花。那它为什么后来会变成黄花呢？像我们平时见到的兰花、牡丹花、芍药花等从开花到凋谢，花的颜色基本上没有变化。金银花变色的原因是什么呢？古人是根据物候来解释金银花的花色变化规律的，那我们来看看现代研究的结果吧：

金银花的花瓣里有一种物质叫花青素，金银花的颜色就是由它决定的。金银花体内的花青素对光非常敏感，开花后不久，由于受到太阳光的照射，花青素发生变化，导致花朵由白色变成黄色，也就变成了"金银花"。

橘子

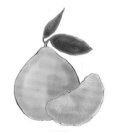

柚子

《本草纲目》中物理性质的妙用

《本草纲目》中好多中药都是根据它们的物理性质来辨别的。比如：橘子、柚子、橙子三者的区别就是根据它们的大小、颜色、口味分辨的；沉香的密度比水大，放到水里就会沉到水底，而且有香气，所以才叫沉香；金石部的石膏和滑石是根据它们的硬度不同来辨别的。由此可见，古人虽然没有总结出来"物理性质"这个名词，但是他们可都是"实用家"。

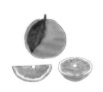

橙子

123

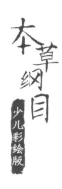

《本草纲目》里的非自然科学

《本草纲目》里的宗教文化

自古以来，宗教文化作为我国传统文化的重要组成部分，在人们的精神生活中发挥着重要作用。特别是在古代，找不到依据来解释一些未知的事情，或者对生活中的困难找不到解决方法的时候，宗教信仰成了人们的精神支柱，很多人相信世界上有神仙、长生不老等传说。而《本草纲目》中在介绍某些药物的时候会将这些传说也一起记载下来。

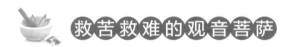
救苦救难的观音菩萨

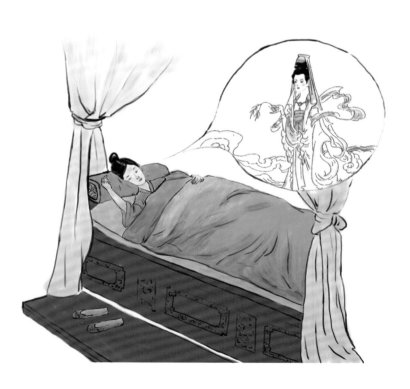

大家在看《西游记》的时候，记不记得给孙悟空三根救命毫毛的是谁？一路上孙悟空一有打不过的妖怪就去请的救兵是谁？那肯定是救苦救难的观音菩萨对不对？观音菩萨不但是孙悟空心中的救兵，也是老百姓心中的救星。好多传说可能不可信，但是故事本身所说的药效是真实的。

传说很久从前有一个妇人得了痢疾，一直腹泻，找了好多大夫都没有治好。她就天天烧香拜佛，求菩萨保佑自己的病快点好。结果有一天晚上她做了一个梦，梦见观音菩萨跟她说用木香和黄连煎药喝就会好。早上她按照观音菩萨说的方法喝了药，果然好了。妇人的病一直治不好，直到观音菩萨"托梦"才得救，这表现了佛教的法力无边。这个传说也被记载在了《本草纲目》中。当然，传说肯定不是真实的，观音菩萨指点是假的，人们通过自己的勤劳智慧研究出药是真的。

道士授药

说到道士，我们脑海里会浮现什么形象呢？是武功第一的张三丰，还是仙风道骨的白子画？还是误导皇上炼制长生不老药的道士？古代道士有天天迷惑皇上、不务正业的小人，也有具备真才实学、关心百姓疾苦的人，我们不能以偏概全。许多古代医书记载治病救人的药来自道士的传授，但是真假现在无从考证。《本草纲目》中也有好多关于道士授药的传说。

传说从前有一个人吃了螃蟹以后，又吃了几个柿子，结果晚上呕吐不止，到最后居然吐血昏迷了。家人束手无策，这时正巧一个道士路过，告诉他们用木香磨汁后给病人喝就会好了，家人照做后病人果然好了。

道士授药体现的是道教文化对中国中医药的影响，因为很多道士本身就是医药学家，所以道士授药在生活中也是真实存在的。

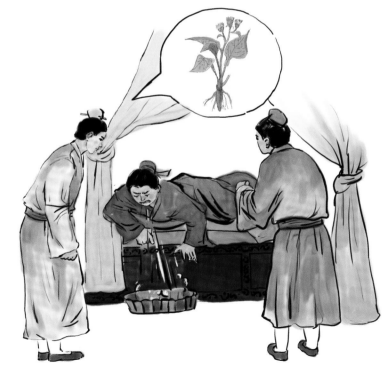

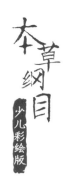

中国古代"秘术"——巫术

《本草纲目》虽然是我国古代医药学巨著，具有较大的影响，但是，受到当时历史条件的限制，也带有古代人们思想的烙印。巫术，在一些影视剧中往往具有神奇的力量，既可以治病救人，也可以操控人。《本草纲目》中也出现了巫术救人的故事，小朋友们觉得巫术真的有这么神奇吗？

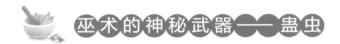
巫术的神秘武器——蛊虫

蛊术是巫术的一种，《本草纲目》中记载蛊虫是将好多虫子放到一起，让它们打架，剩下的最后一条虫子就是蛊。我们经常在影视剧中看到巫师刻意培养此种蛊虫，让蛊虫进入人的身体后，用以制伏

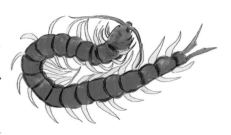

他人、获取钱财。而人们经常想出种种办法来治疗蛊毒，其中制作另一种蛊虫来对付所中"蛊毒"，是经常用的办法。《本草纲目》中记载蛊虫的作用即是治疗蛊毒，"是相伏者，乃可治之"，比如"蛇蛊用蜈蚣蛊虫，蜈蚣蛊用蛤蟆蛊虫"等。当然，我们现在都知道蛊虫是不存在的。

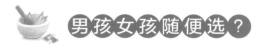
男孩女孩随便选？

古代的人认为孩子越多越有福，孩子越多家族越兴旺。但是，根据我们现在学的知识知道，由于身体原因，有的人是一辈子都不

能有自己的孩子的，那怎么办呢？于是古代就有一种巫术叫作"生子巫术"。这种巫术有好多版本，李时珍在《本草纲目》中记载，元宵节的时候盗取富家的灯盏，放在自己的床下面，就可以生孩子。更厉害的还有用"弓弩弦"或者"红色口袋装一两雄黄"，就可以使女孩变成男孩的巫术。现在我们再看这些巫术，就会觉得非常可笑。

除了上述巫术之外，还有怎样能让孩子做官的巫术、治疗嫉妒的巫术等等，这些巫术在我们看来是毫无科学依据的。这是封建迷信，必须破除，但是由于古人具备的知识及当时社会条件的影响，他们没有科学的理论来指导、认识事物，我们只要认识到这一点，就能正确看待古人迷信的巫术了。

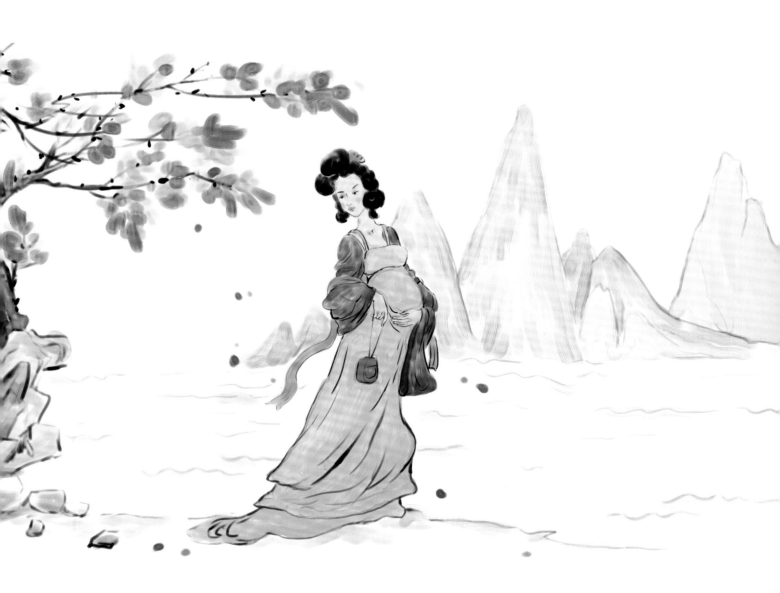

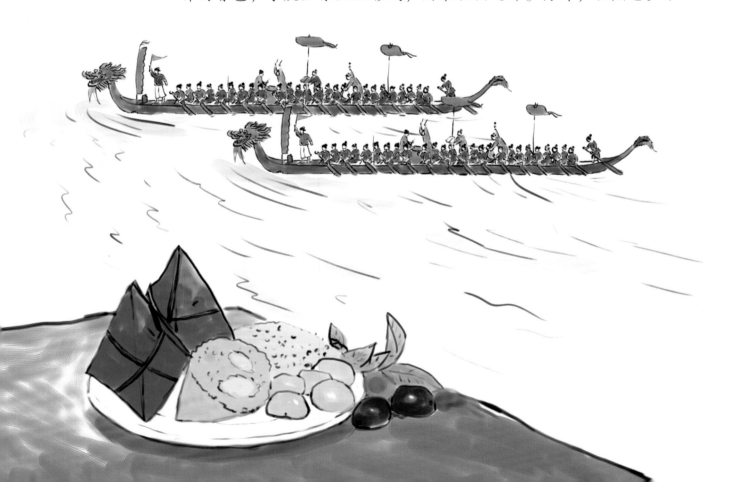

本草纲目
少儿彩绘版

传统节日那些事

　　我们国家是一个有着五千年历史的文明古国，这么长的历史自然形成了许多丰富多彩的节日风俗，比如说端午节、重阳节等。小朋友们知道这些节日吗？

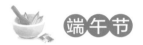 端午节

　　端午节是每年的农历五月初五，关于端午节的来源有好多传说，其中以纪念著名的爱国诗人屈原的说法流传最为广泛。

　　俗语说："端午节，天气热，五毒醒，不安宁。"因此古人在端午节这天会用我们前边介绍的兰草煎水沐浴，起到杀菌、预防皮肤病的作用；在家门口插艾草、菖蒲；佩戴各式各样用艾草、菖蒲制作的香包，手腕上系上五彩线，用来驱虫避邪。另外，当然也少不

了吃粽子、赛龙舟。

大家还记得电视剧《白蛇传》里端午节许仙用一杯雄黄酒让白娘子现出原形的场景吗？古人认为端午节喝雄黄酒也必不可少，可以驱邪避害。《本草纲目》中说端午节用雄黄等做药服用，可以治疗虫毒蛊毒。对于这些观点你怎么看呢？

今天，我们过端午节又有哪些活动呢？吃粽子、赛龙舟？你们家门口插艾草吗？系五彩线、戴香包吗？还是跟着爸爸妈妈出去旅游呢？我们知道世界上根本没有妖精，所以电视剧里白娘子喝雄黄酒现原形的情况是不可能发生的，但是艾草、雄黄确实可以做药用。

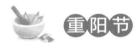

重阳节

唐代诗人王维有一首著名的诗《九月九日忆山东兄弟》："独在异乡为异客，每逢佳节倍思亲。遥知兄弟登高处，遍插茱萸少一人。"诗中除了表达独在异乡的作者在九月九日重阳节这一天思念亲人的情感外，也向我们讲述了他们在重阳节这一天的活动——"登高处""插茱萸"。九月正是菊花盛开的季节，古人在农历九月九日这一天与亲朋好友一起佩戴茱萸、登高、赏菊花、喝菊花酒。值得一提的是，古人佩戴的茱萸是中药吴茱萸，由于吴茱萸具有很浓的特殊气味，所以古人用它来辟邪。《本草纲目》中就记载，古人在九月九日这一天用红布袋装上吴茱萸系在臂上，可以消灾免难。

今天的重阳节为法定的老年节，希望引起社会对老年人的关心、重视。俗话说"百善孝为先"，我们学习之余，不要只顾着玩手机、看电视，多陪陪我们的爷爷奶奶、外公外婆，陪他们聊聊天、散散步，你们会发现不一样的爷爷奶奶、外公外婆，现在行动起来吧！

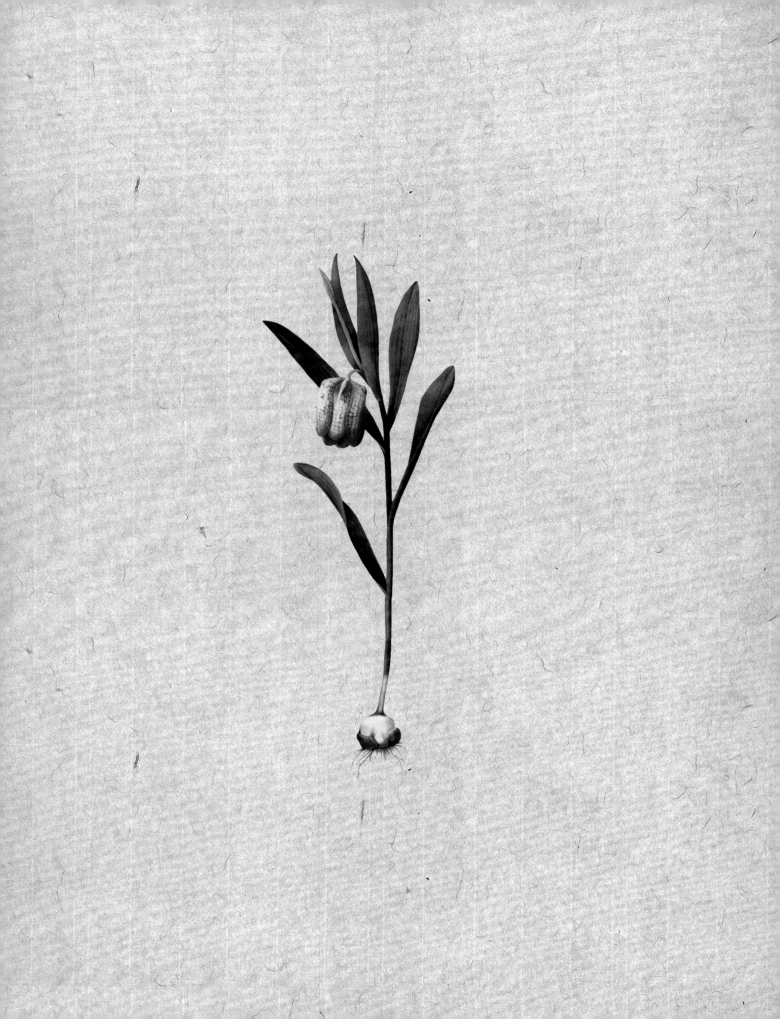

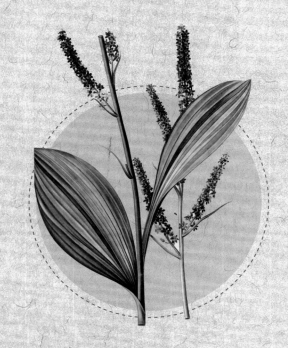

Compendium of
Materia Medica

第四章

本草纲目

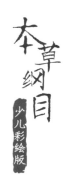

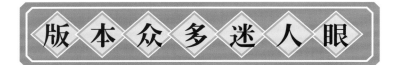
版 本 众 多 迷 人 眼

《本草纲目》出版后供不应求，再不需要求人出版，又有多家出版商进行了翻刻。不同的版本之间有些许不同，但是总体内容还是保持一致的。不同版本的由来主要是后人根据自己的理解，对它进行了不同程度的修改。当然，就像一千个人眼里有一千个哈姆雷特一样，不同的人对《本草纲目》的理解也不一样，修改后的版本错误与改进并存。现在我们来看一下《本草纲目》主要的流传过程，以及各个版本的由来。

历代版本之祖——金陵本

金陵本《本草纲目》是最早的版本，是根据李时珍的子孙编校、誊写的书稿，由金陵的胡承龙刊印的，所以叫金陵本，也叫胡承龙版。金陵本出版时，印刷条件差，导致这个版本印刷质量不是很高，有些字迹不清晰，刊印的数量也不多，而且大部分已经丢失。根据统计，现在世界上只有8部，其中5部保存在国外，2部分别保存在上海图书馆和中国中医科学院图书馆，1部是在一次古籍普查中由一位民间私人藏家贡献的，是目前我国民间发现的唯一一部内容完整的金陵本。

后世传承版本

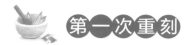
第一次重刻

随着《本草纲目》的刊印发行，越来越多的人注意到它的价值，其中就包括明朝时期的一位江西巡抚夏良心。他看过《本草纲目》后觉得这部书价值非常高，但是书中还是存在着一些不足之处，并且刊印的数量太少，不利于广泛传播。所以，1603年的时候，他决定以官府的名义来重新刊印这部书。为了刊印这部书，他找来了当时的江西按察使张鼎思，让他来主持这项工作。由于是官方组织重刻，所以江西各级地方官员也都纷纷支持。

由于是江西官府主持重刻的，所以这一版本被称为江西本。这一版本以金陵本内容为基础，进行了增添和错误修正。虽然在翻刻的时候出现了刻错、漏印等情况，但是使用的纸墨比金陵本的好，字迹也较为清晰，并且刊印数量较多，所以流传更加广泛，在明清期间具有较大的影响。后来《本草纲目》重刻的版本，包括下面我们要说的杭州本，大多是以这一版本为底本进行修改重刻的。

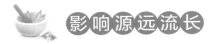 影响源远流长

后来又有许多次的民间自发的重新刊印，其中比较著名的有1640年由六有堂钱蔚起主持出版的杭州本，以及光绪年间张绍棠主持重刻的合肥本。

杭州本刊印是以江西本为基础，所以有些江西本出现的错误在这个版本中也出现了，并且它还出现了许多新的错误。比如：它第一次对《本草纲目》附图进行全面改绘，但是有些药图失真，造成后人无法考证的后果。

合肥本修正了之前几个版本中的一些错误，但是也进行了大量增改，与李时珍生前刊印的金陵本有1600余条不同之处，而且，该版本是在原文上直接进行了改动和添加，导致《本草纲目》正文内容混乱，后人参考时无法辨别哪一些是原来的内容，哪一些是后来改正的内容，使得考证较为困难。不过，该版刻印精良，清楚实用，在这方面比清朝中期以来的各种翻刻本都更好。

《本草纲目》在海外

《本草纲目》出版的过程比较曲折，出版以后，李时珍的儿子李建元将书进献给朝廷，皇上只是在书上批了"书留览，礼部知道"七个字，就把《本草纲目》搁置一边，并未给予重视。但是随着《本草纲目》的传播，人们逐渐认识到这部书的价值，在国内外掀起了一股"《本草纲目》研究热"，《本草纲目》也先后被翻译成多国文字广泛传播。

近水楼台先得月

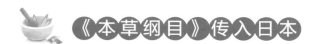

《本草纲目》传入日本

根据史料记载，最早引入《本草纲目》的国家是日本。明朝万历年间，一位名叫林罗山的日本学者得到一本江西本《本草纲目》，发现其价值后，将此书献给了当时的江户幕府的创建者德川家康。《本草纲目》在当时的日本引起了巨大的轰动，因为当时的日本人认识汉字，所以并未将原书进行翻

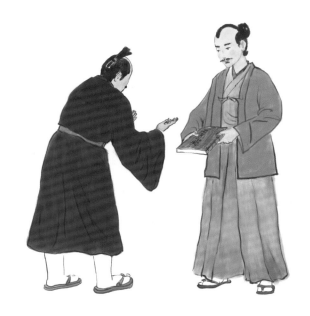

译，而是直接将江西本《本草纲目》进行翻刻，前后翻刻了 20 余次。直到 1699 年，日本才出现第一本日文版的《本草纲目》。《本草纲目》传到日本以后，日本学者对此书进行了深入研究。他们或以此书为教材，研究讲授本草学、化学、动物学等知识，或者以此书为蓝本，撰写本草方面的著作，形成了日本当时本草发展的鼎盛局面。

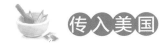

《本草纲目》传入朝鲜半岛

《本草纲目》传入朝鲜半岛（现在的朝鲜和韩国）大概是在当时的朝鲜李朝中期，是由朝鲜使者从北京带回的。此后，《本草纲目》的中国刊本陆续输入到朝鲜各地，并且逐渐成为朝鲜医者主要参考书目。朝鲜当时的本草专著《本草精华》就沿用了《本草纲目》的分类方法，不但书中的药物均来自《本草纲目》，而且药物的编排顺序、简介也参考了《本草纲目》。朝鲜还有好多本草专著编写体例也是参考了《本草纲目》。

酒香不怕巷子深

传入美国

18 世纪时，《本草纲目》传入美国。目前美国图书馆里保存的金陵本《本草纲目》是由我国传到日本，然后再由日本传到美国去的，该版本除了少部分缺失外，大部分保存完好，并且是第一次刻印的，非常珍贵。美国对《本草纲目》研究是从 20 世纪开始的，最早的英文译本仅对《本草纲目》中 8—37、39—52 卷的内容进行了英文翻译，但是把书中的精华基本介绍了出来。美籍德裔汉学家劳费尔称其是"包罗万象的有名的《本草纲目》"。1975 年出版的《科学家传记辞典》中，收录了由美国汉学家席文为李时珍撰写的长篇传记，对李时珍的生平及《本草纲目》做了较全面的介绍。

欧洲掀起"中国热"

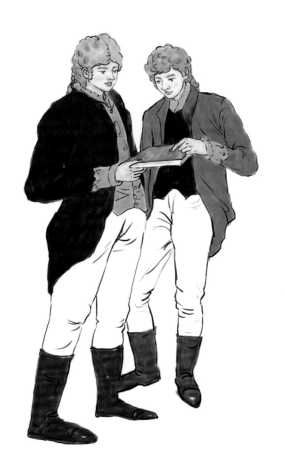

《本草纲目》在美国传播的同时，欧洲掀起一股"中国热"。1735 年，《本草纲目》的译本出现在巴黎法文版《中华帝国全志》中。该书出版后，立即轰动欧洲，引起各界人士的注意，很快这版书就销售一空。发行商趁热打铁，第二年在海牙发行第二版，此书随即被译成英文、德文、俄文，引起欧洲学者的很大兴趣。

此后，欧洲对中国的本草学研究便开展起来了，并且有大量的专著、论文出现。《本草纲目》被陆续介绍到世界各地，被翻译成了多国文字进行传播。

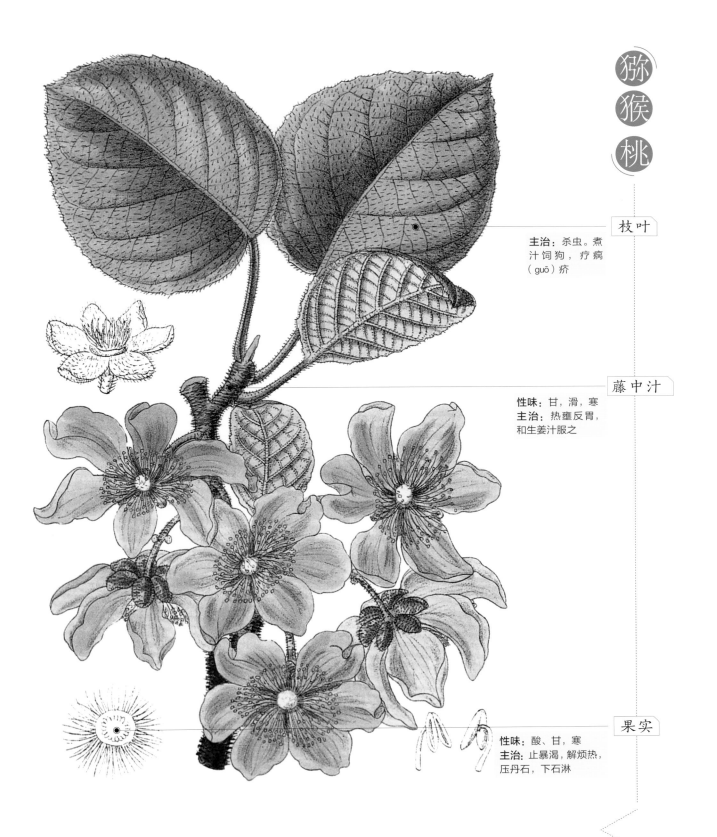

猕猴桃

枝叶

主治：杀虫。煮
汁饲狗，疗痹
（guō）疥

藤中汁

性味：甘，滑，寒
主治：热壅反胃，
和生姜汁服之

果实

性味：酸、甘、寒
主治：止暴渴，解烦热，
压丹石，下石淋

【释名】其形如梨，其色如桃，而猕猴喜食，故有诸名。闽人呼为阳桃。
【集解】其子十月烂熟，色淡绿，生则极酸。子繁细，其色如芥子。浅山傍道则有存
者，深山则多为猴所食矣。

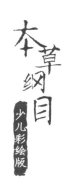

《本草纲目》的价值回顾

《本草纲目》作为一部医药学巨著，对我国医药学发展起到了巨大的推动作用。它不但对前人的用药经验及理论进行了总结，还对某些错误进行了修正。它的贡献不仅在医药学方面，在其他领域同样贡献卓著。

对医药学发展的巨大推动作用

《本草纲目》开创性地制定了纲目分类系统，书中每部又按"从小到大""从低等到高等"为序排列，建立了在当时较为科学的分类系统，使得全书内容检索起来较为方便。《本草纲目》对前人的记述逐一进行了详细记录、考证、验证、订正，全书所列"正误"70多条。书中还补充了前人未记载的药物300多种，每种药物后面还有附方，不但扩充了药物种类，还为方剂学研究提供了参考依据。并且，《本草纲目》还对"长生不老"药等迷信现象进行了批判，从医药学理论方面对其进行了反驳，对医药学的科学发展起到了积极作用。

对其他学科的推动作用

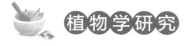 植物学研究

《本草纲目》记载了1000多种植物，由低等植物到高等植物，对这些植物按照纲目进行了归类，在当时的植物分类中是非常先进的。

对每种植物，李时珍收集了前人的记载，采集了标本。对植

物的产地、生长环境、发育成熟的季节，植物的形态，包括根、茎、花、叶、果实、种子的特征，栽培、采集的方法，病虫害及防治等都一一做了详细记载，并附有图片，为后人研究植物学提供了丰富的资料。

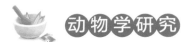

动物学研究

《本草纲目》记载了400多种动物药，除了为植物学开创了先进的分类系统以外，它还记载了这些动物的药用价值和经济价值，描述了许多动物的形态、生理特征、繁殖情况及病症等，对我国乃至世界的动物学研究做出了巨大贡献。

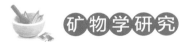

矿物学研究

《本草纲目》记载的矿物类药物有100多种，介绍了这些药物的产地、种类、特性、理化性质、开采、冶炼提炼方法、性味、功效等。书中还记载了重要金属矿产的分布地域以及找矿的方法，为矿物学研究提供了宝贵的资料。

除了这些贡献，正如前面介绍的，《本草纲目》在化学、物理学等方面也是贡献突出。

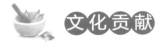

文化贡献

《本草纲目》在说明药物的产地、性味、主治等方面时，经常引用名家诗文等各种论述，反映了我国古代医药文化的特色。另外，书中还记载了大量民俗、宗教等内容，为后人研究古代文化提供了丰富的资料。

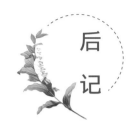

后记

　　《本草纲目》全书 52 卷，共有 190 万字，是一部古代药物学的大辞典，是供医药专业工作者学习、参考的经典，如果将全书内容逐一解读，势必篇幅巨大。因此，笔者在本书中仅是将全书的主要风貌和成就进行解读，为读者将来进一步了解《本草纲目》提供一些参考。虽然笔者专门从事中药研究，但在涉及中医药专业术语时，却深感向少儿读者解读起来是件困难的工作，加之笔者个人见识与能力有限，难免有不足之处，希望读者们提出宝贵意见。

　　这本书的完成，首先要感谢接力出版社编辑胡金环、车颖的约稿，她们在本书的编辑过程中做了大量的工作。感谢斯琴图为本书创作绘制了配图，感谢笔者同事赵治国为本书的撰写整理资料。

　　在本书的写作过程中，笔者参考了诸多文献，除了《本草纲目》原著外，还包括张志斌、郑金生教授撰写的《本草纲目研究集成》，王剑先生的《李时珍大传》等书，在此一并表示感谢。

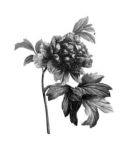

关于作者

　　王秋玲，女，汉族，1981 年生，四川自贡人，北京中医药大学中药学专业博士。现任中国医学科学院药用植物研究所副研究员，主要从事药用植物资源可持续利用研究。

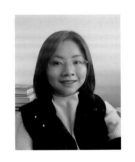

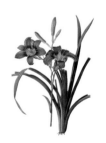

关于本系列

　　"少儿万有经典文库"是专为8—14岁少年儿童量身定制的一套经典书系,本书系拥抱经典,面向未来,遴选全球对人类社会进程具有重大影响的自然科学和社会科学经典著作,邀请各研究领域颇有建树和极具影响力的专家、学者、教授,参照少年儿童的阅读特点和接受习惯,将其编写为适合他们阅读的少儿版,佐以数百幅生动活泼的手绘插图,让这些启迪过万千读者的经典著作成为让儿童走进经典的优质读本,帮助初涉人世的少年儿童搭建扎实的知识框架,开启广博的思想视野,帮助他们从少年时代起发现兴趣,开启心智,追寻梦想,从经典的原点出发,迈向广袤的人生。

本系列图书

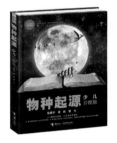
《物种起源(少儿彩绘版)》

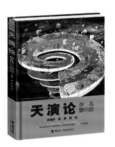
《天演论(少儿彩绘版)》

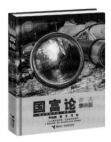
《国富论(少儿彩绘版)》

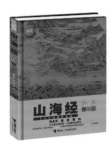
《山海经(少儿彩绘版)》

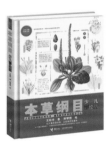
《本草纲目(少儿彩绘版)》

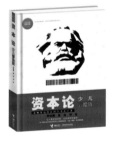
《资本论(少儿彩绘版)》

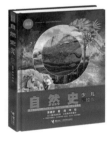
《自然史(少儿彩绘版)》

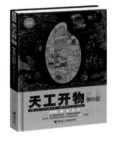
《天工开物(少儿彩绘版)》

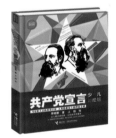
《共产党宣言(少儿彩绘版)》

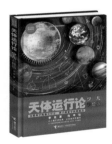
《天体运行论(少儿彩绘版)》

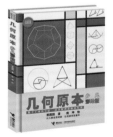
《几何原本(少儿彩绘版)》

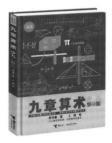
《九章算术(少儿彩绘版)》

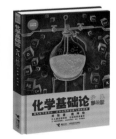
《化学基础论(少儿彩绘版)》

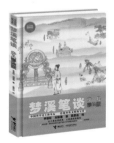
《梦溪笔谈(少儿彩绘版)》

即将出版

《徐霞客游记(少儿彩绘版)》《齐民要术(少儿彩绘版)》《乡土中国(少儿彩绘版)》

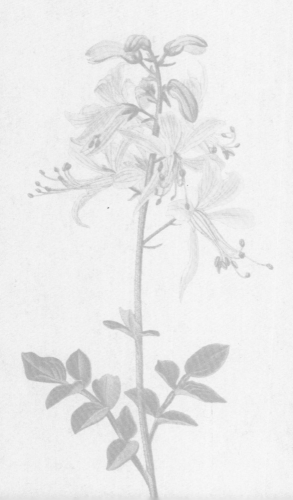

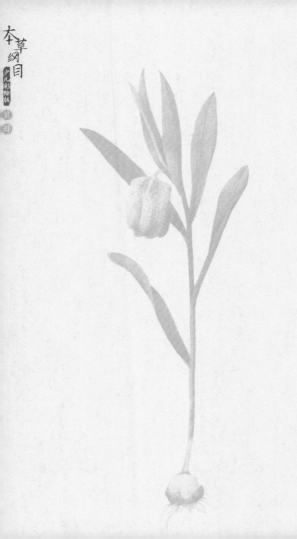

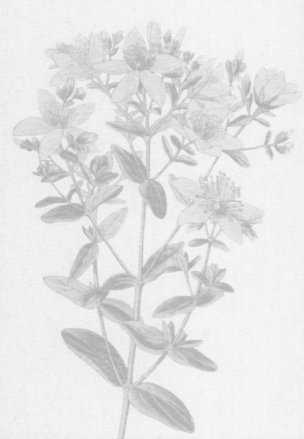

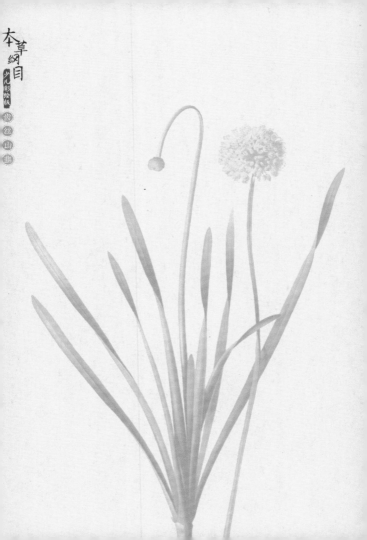

本草纲目
少儿彩绘版
齿绘山菲

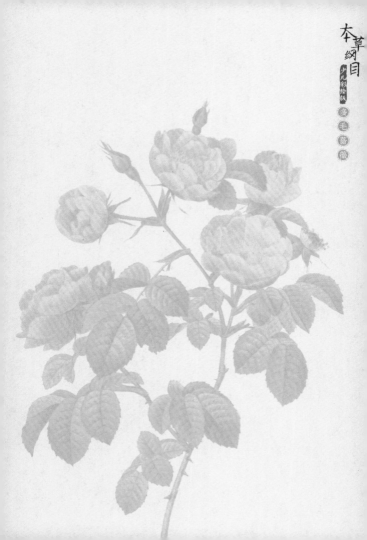

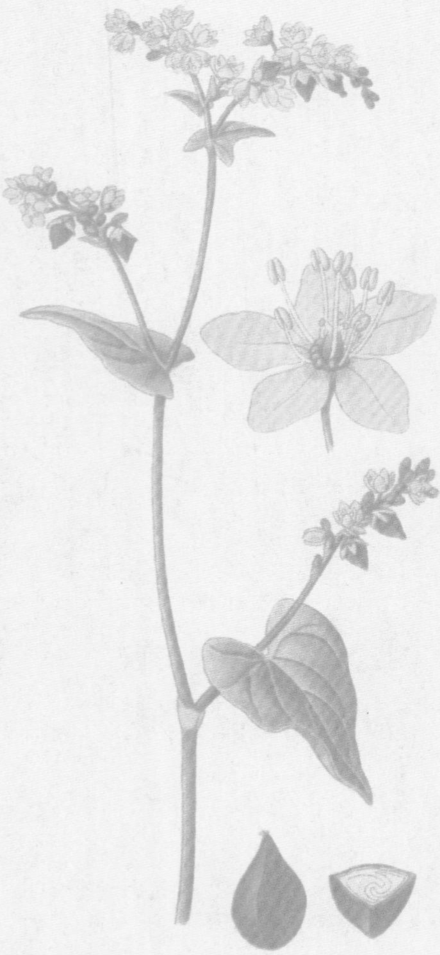

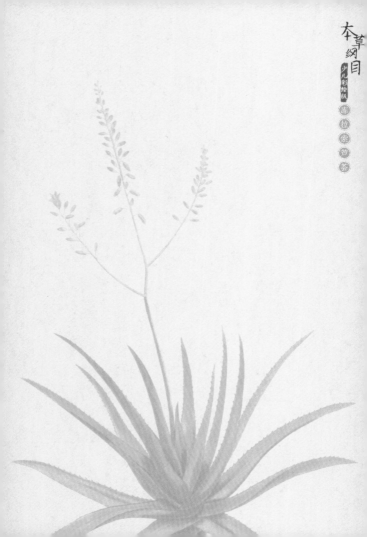

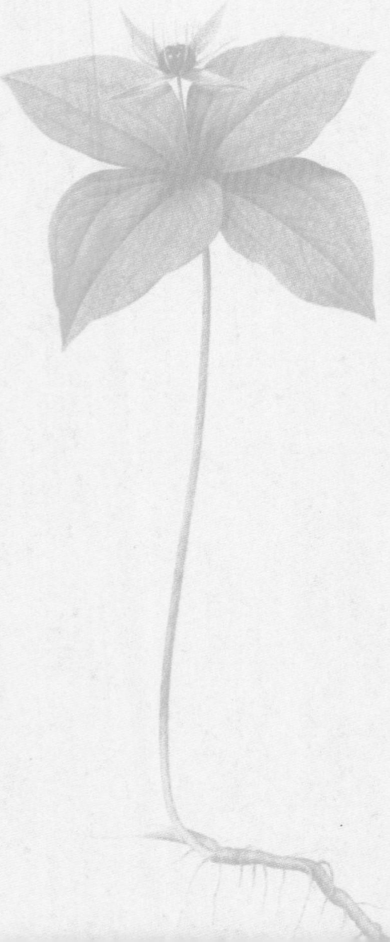

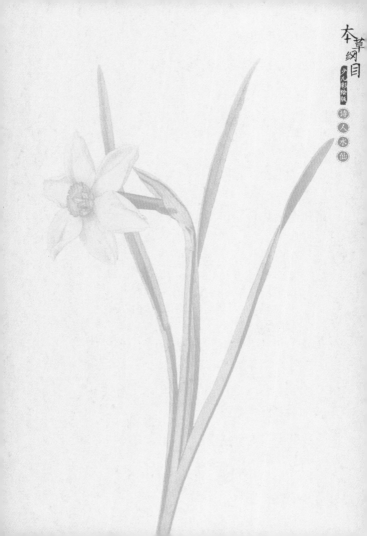

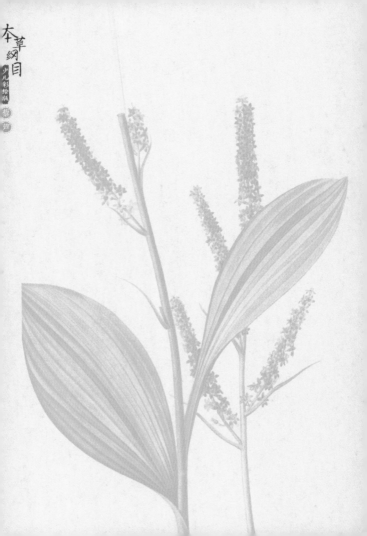

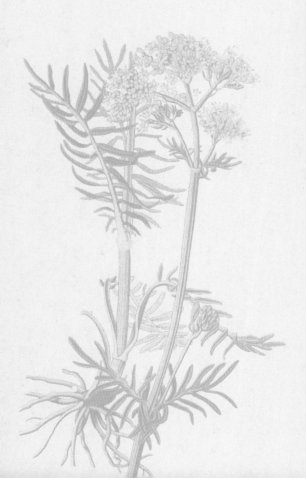

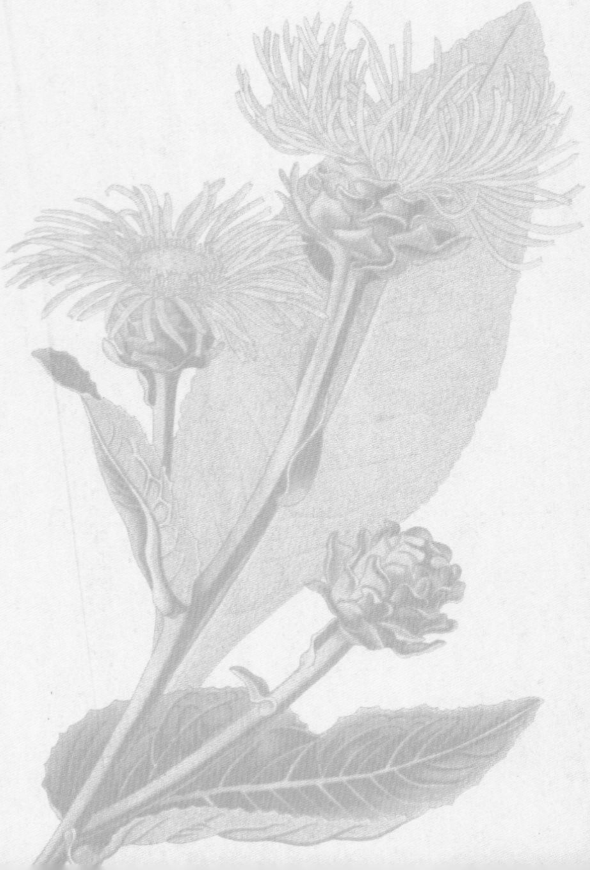

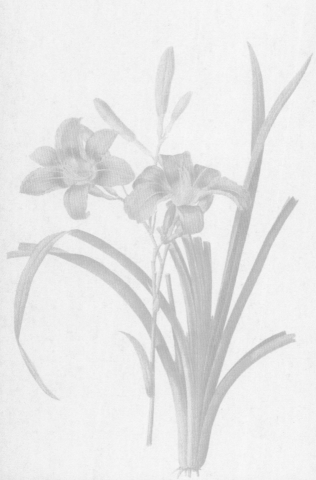

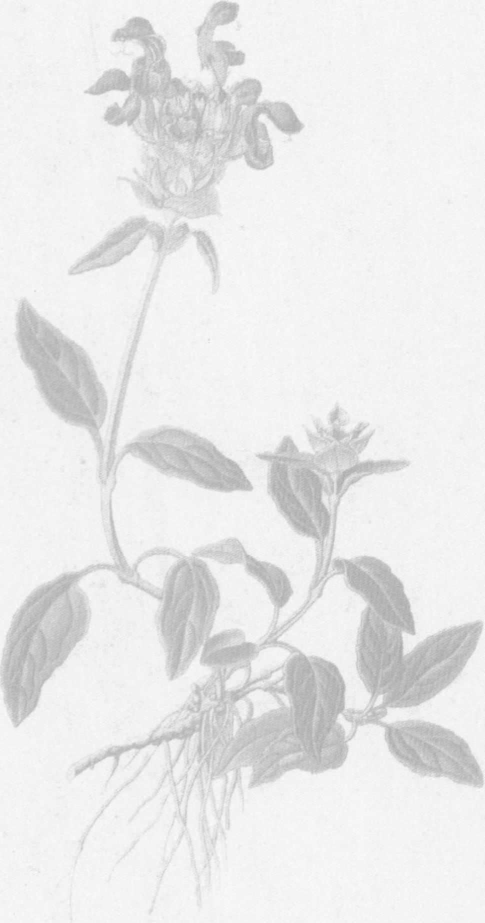

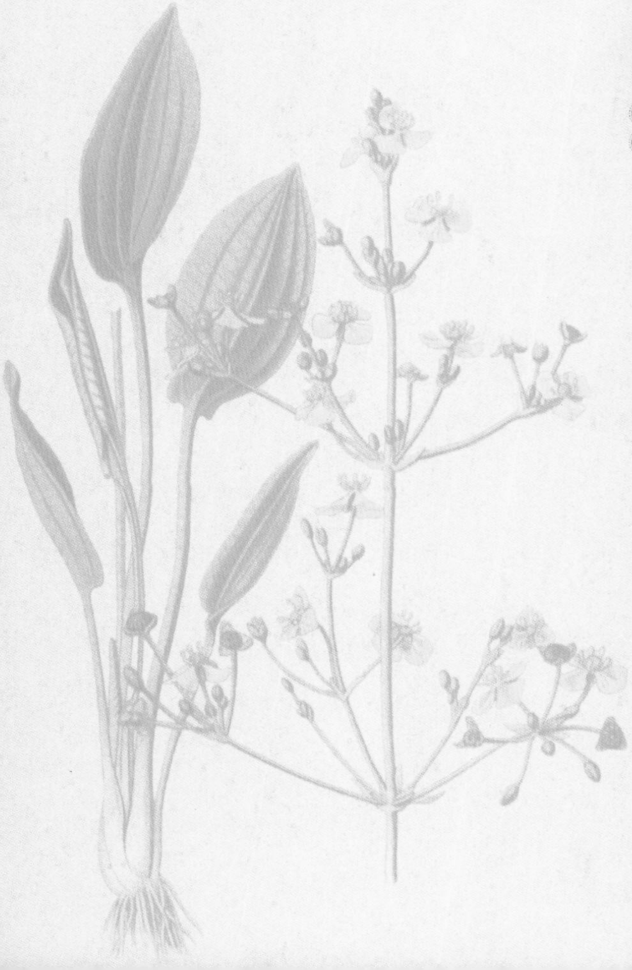

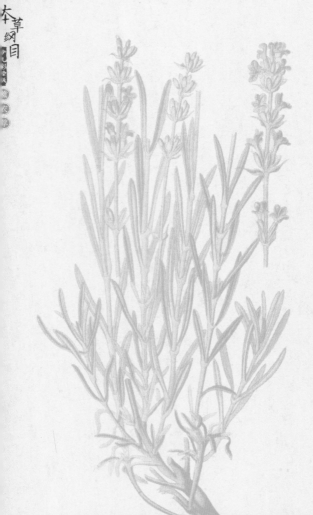

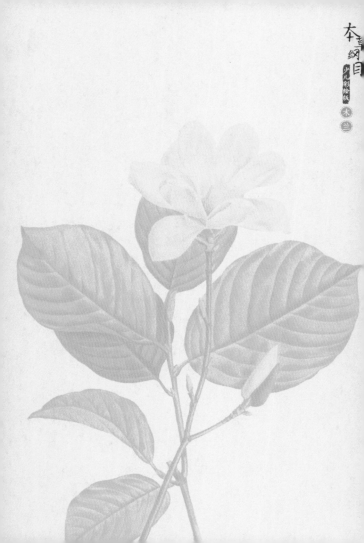

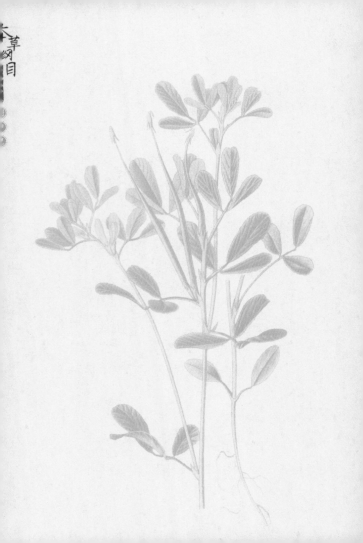

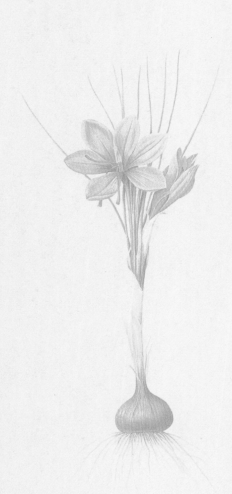

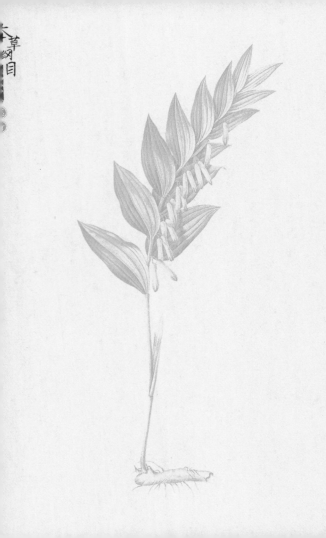

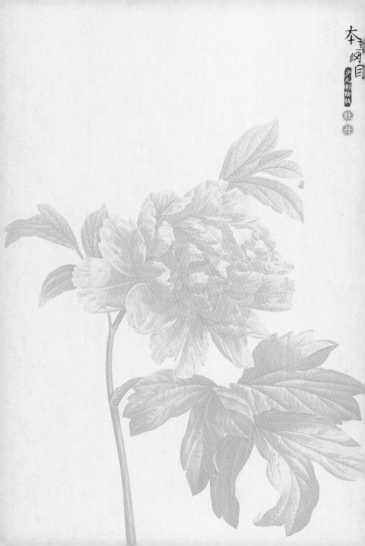

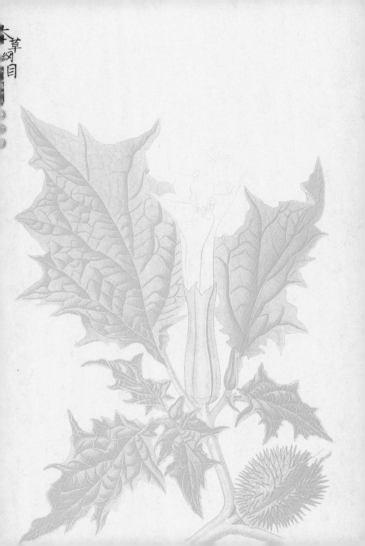

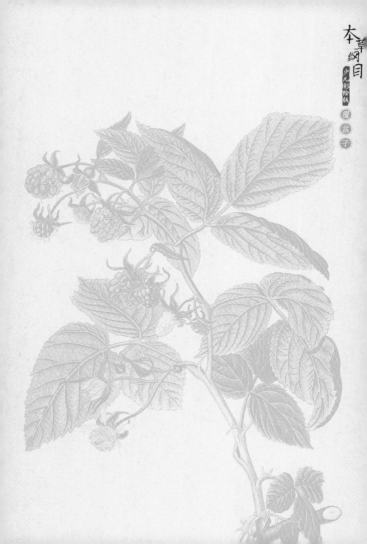

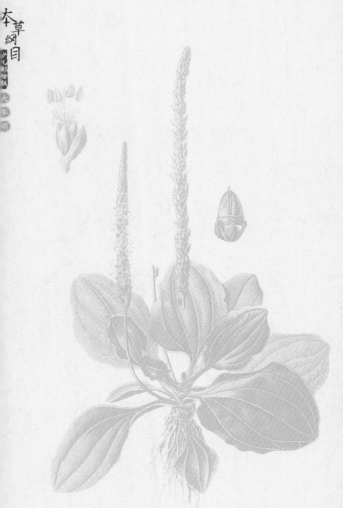

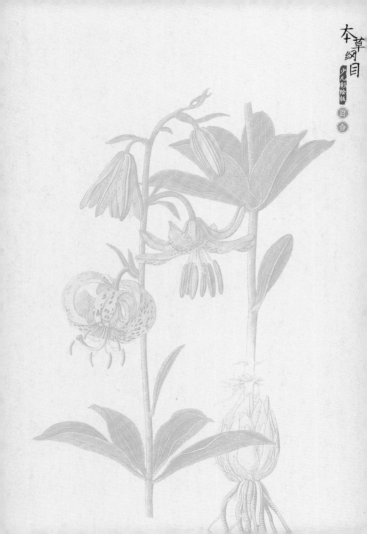

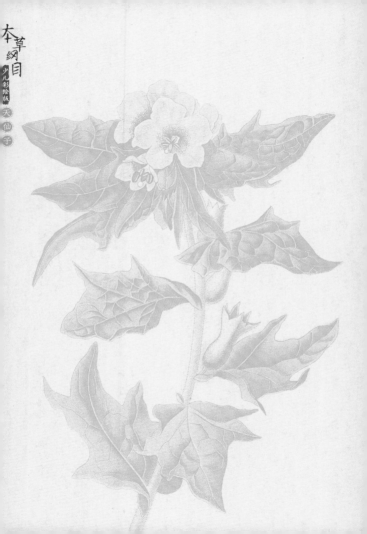

本草綱目 少儿彩绘版 天仙子

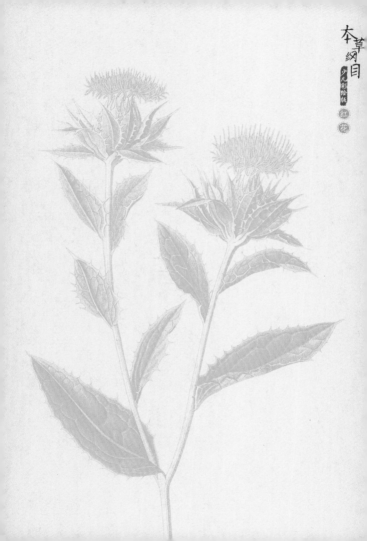

本草綱目

少儿彩绘版

红花

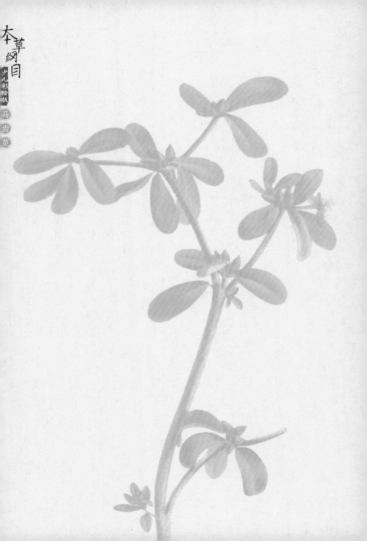

本草綱目

少儿彩绘版

马齿苋

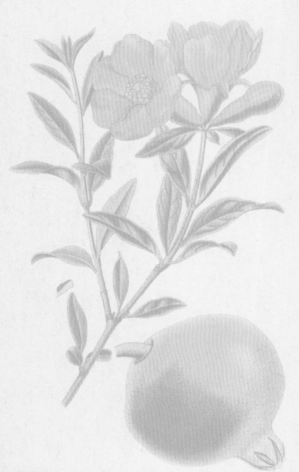

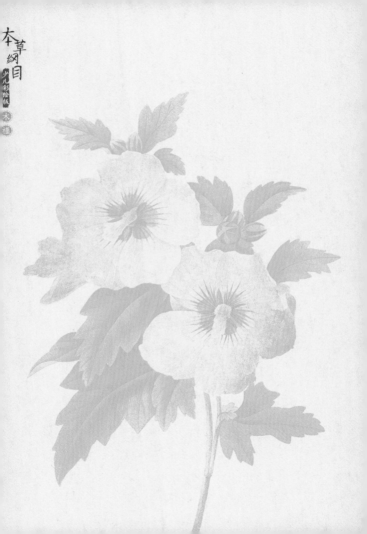

本草纲目

少儿彩绘版

木槿

本草綱目
綱目
少儿彩绘版
芍
药

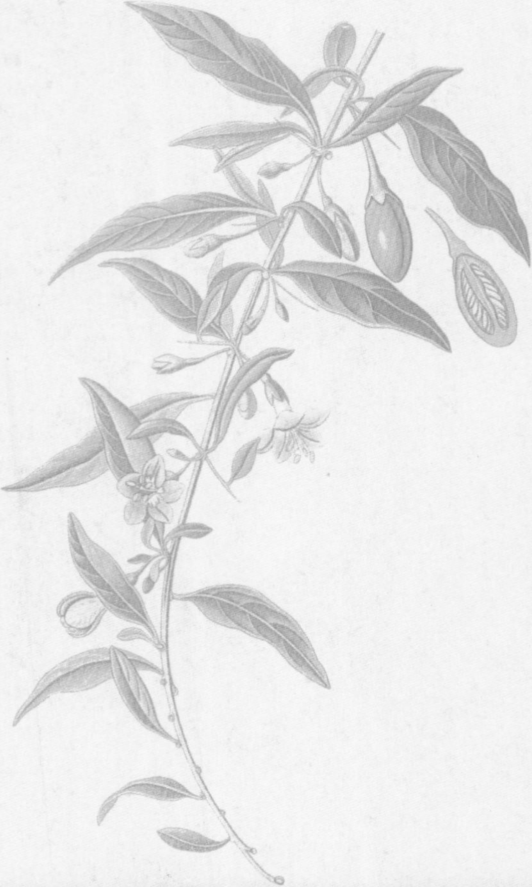